INSOMNIO

Una guía completa para principiantes para poner fin al trastorno del sueño conpíldoras y disfrutar del sueño sin esfuerzo

Cathrine Kowal

Tabla de Contenidos

Capítulo 1

Introducción al Insomnio

Dormir es una de las cosas más importantes que necesitamos en la vida. Sin una buena noche de sueño, imagina cómo te sientes durante todo el día. ¿Estás de buen humor? ¿Estás gruñón e incapaz de completar las funciones de tu trabajo? ¿Te molestas a tus compañeros de trabajo sin ninguna razón? ¿No hay cantidad de café que pueda hacerte sentir mejor? Si usted ha respondido que sí a cualquiera de estas preguntas, probablemente sepa exactamente cómo el insomnio le hace sentir. Usted no es el único que ha sufrido de insomnio, pero hay algunas grandes maneras de combatirlo sin drogas.

Nuestro sueño es increíblemente importante para nosotros y es una gran parte de lo que nos ayuda a pasar el día. Si no podemos dormir, nuestras vidas perderán tanto. El funcionamiento en el trabajo y la escuela tendrá un gran éxito si estás perdiendo el sueño. Una vez que te hayan diagnosticado un trastorno del sueño, es importante obtener la ayuda que necesitas tan pronto como puedas. Es por eso que estamos aquí para explicarles todas las maneras de obtener alivio del insomnio.

Millones de personas sufren de insomnio cada noche y algunas de ellas nunca han sido capaces de encontrar alivio. ¿Qué causa el insomnio? ¿Cómo podemos tratarlo? Si te has quedado despierto toda la noche pensando en todo en tu lista de tareas pendientes, lo que olvidaste hacer en el trabajo, las preocupaciones por tu vida o tus hijos, es posible que necesites ayuda adicional con tu insomnio. ¡Estás de suerte! Hay muchas maneras naturales de combatir el insomnio y hacerte sentir mucho mejor cuando intentas ir a la cama por la noche.

Capítulo 2

¿Qué es el insomnio?

Insomnio se considera un trastorno del sueño. Un trastorno del sueño generalmente se caracteriza por la incapacidad de permanecer dormido una vez que se llega a dormir, la incapacidad para llegar a dormir, estar siempre cansado a pesar de que ha conseguido horas de sueño la noche anterior, asintiendo con la cuenta durante el día, y la falta de energía que va desde el día hasta el día, no importa cuánto duermas. Este trastorno del sueño es uno que puede golpear a cualquier persona en cualquier momento. Tanto los hombres como las mujeres son susceptibles al insomnio.

Las características del insomnio son que mantiene a la gente despierta por la noche o puede ser la razón por la que no pueden dormirse por la noche. Existen diferentes tipos de insomnio de agudo a crónico. El insomnio agudo o también conocido como insomnio a corto plazo puede clasificarse como insomnio que durará menos de tres meses. Este tipo de insomnio es el más fácil de clasificar para los médicos porque generalmente es provocado por un evento específico o cambio en la vida. Por ejemplo, muchas personas que pierden a un ser querido experimentarán insomnio agudo. El dolor de perder a alguien a quien aman puede hacer que se queden despiertos por la noche con todo el "qué pasa si" corriendo en sus mentes. Existen otros tipos de trastornos del sueño asociados con el insomnio agudo. Estos se denominan trastornos del sueño circadianos. Estos son un tipo de trastorno del sueño que ocurre cuando cambia el ritmo circadiano en el cerebro. El ritmo circadiano puede cambiar debido a muchas razones como jet lag, altitud, y un cambio en el trabajo. Hay algunos tipos de trastornos del sueño del ritmo circadiano que se visitarán en el siguiente capítulo.

El insomnio crónico es otro tipo de insomnio que se caracteriza por no poder dormir por la noche debido a factores como el estrés en la vida, problemas con las relaciones, problemas en el trabajo o problemas en la escuela. Los síntomas del insomnio crónico incluyen despertarse en medio de dormir, volverse irritable, no poder funcionar durante el día, problemas para concentrarse y tener problemas con la memoria. A veces el insomnio crónico puede durar unos meses, pero algunos enfermos lo han tenido durante años.

El foco principal de los enfermos de insomnio es dormir mejor por la noche ya que el insomnio causa un sueño muy pobre para ellos. Para aquellos que sufren de insomnio a menudo se sentirá increíblemente insatisfecho con sus ciclos de sueño y patrones. Puede ser extremadamente difícil para aquellos que tienen insomnio incluso para conseguir a través de todo su día.

Hay numerosos tipos de trastornos del sueño y vamos a tocar bastantes. El insomnio es el foco principal de este libro, pero queremos educar a nuestros lectores sobre cuántos trastornos del sueño hay.

Disomnia

Discutiremos algunos trastornos del sueño en este libro. Un grupo de ellos se llama disomnia. Los trastornos del sueño a menudo se colocan en diferentes categorías como la hipersomnolencia, que es la somnolencia diurna, y el insomnio que es la incapacidad para llegar a dormir. Hay categorías en las que la disomnia también se divide. También pueden afectar nuestros patrones de sueño. Estos son trastornos intrínsecos del sueño, trastornos del sueño extrínsecos, y trastornos del sueño del ritmo circadiano.

Los trastornos intrínsecos del sueño a menudo están relacionados con mecanismos de sueño interno o trastornos médicos relacionados con el sueño. El insomnio psicofisiológico a menudo se coloca en esta categoría. Sucede cuando sabes las razones por las que no te estás quedando dormido. Esto significa que usted está constantemente preocupado o ansioso cuando usted está tratando de dormirse. Esto es cuando empiezas a estresarte porque lo que te preocupa es por qué no puedes dormir. Muchas personas mirarán su reloj o la hora en su teléfono durante este tipo de trastorno del sueño.

Los trastornos extrínsicos del sueño generalmente son causados por afecciones del cuerpo en el exterior, como tus hábitos, alergias o el medio ambiente. Una de las razones por las que las personas pierden el sueño con este tipo de trastorno es debido a la altitud o alergias. Cuando tu cuerpo experimenta cambios, puede interrumpir tu sueño o tu capacidad para conciliar el sueño. Si acabas de mudarte a un lugar a una altitud más alta de lo que estás acostumbrado, te llevará una semana más o menos acostumbrarte a ello. Esto podría hacer que duermas demasiado o muy poco. Prueba algunos remedios naturales para dormir para esto y pronto verás que te adaptarás a la elevación. Si has notado que cada vez que comes salmón o cerdo, tienes un momento muy difícil de dormir, debes hacerte la prueba de cualquier alergia. Lo más probable es que estos alimentos no están de acuerdo con usted por una razón, por lo que es importante averiguar por qué para que pueda empezar a dormir mejor por la noche. Una vez que descubras si eres alérgico a ciertos alimentos o bebidas, es esencial no mantenerlos más en tu dieta, especialmente si están causando tu insomnio.

¿Has oído hablar del síndrome de la alimentación nocturna? No mucha gente tiene y es vital aprender más sobre. Este síndrome se explica por el consumo de más de una cuarta parte de la nutrición después de haber cenado. ¿Qué significa esto? Esto significa que usted tiene un aumento del apetito justo antes de irse a la cama. Esto significa que usted querrá aumentar sus calorías y azúcares cuando usted debe estar en la cama. Esto te impedirá dormir bien si sufres de ello.

La dissomnia es un grupo de trastornos del sueño que cambiarán la forma en que duermes y la calidad de tu sueño. Es una buena idea aprender más acerca de estos trastornos con el fin de determinar cuál puede tener. Si tiene problemas para conciliar el sueño y permanecer dormido, consulte con su médico tan pronto como pueda. Lo más probable es que usted tiene algún tipo de trastorno del sueño y ellos serán capaces de recomendar cómo cuidar de él y cómo volver a una noche completa de sueño.

Tipos de trastornos del sueño

El insomnio no es el único trastorno del sueño que sufren las personas. Algunos de los trastornos del sueño más comunes son apnea del sueño, narcolepsia, insomnio, síndrome de piernas inquietas, trastorno del ritmo circadiano, Trastorno del comportamiento del sueño REM, Trastorno del movimiento periódico de las extremidades y Síndrome de resistencia de las vías respiratorias superiores. Cualquier persona puede sufrir de estos trastornos, por lo que es clave para aprender a determinar si usted tiene uno de ellos.

Apnea del sueño

La apnea del sueño es uno de los peores trastornos del sueño debido a su gravedad. Para aquellos que sufren de apnea del sueño, su respiración se detiene y comienza mientras duermen. Hay bastantes tipos de apnea del sueño. El tipo más frecuente de este trastorno es la apnea obstructiva del sueño. Esto sucede cuando los músculos de la garganta se relajan durante el sueño. La apnea central del sueño ocurre cuando el cerebro deja de enviar señales a todos los músculos para respirar durante el sueño. Hay síndrome complejo de apnea del sueño. Esto también se denomina apnea central del sueño emergente del tratamiento. Esto sucede cuando una persona tiene ambos tipos de apnea del sueño.

¿Cuáles son los síntomas de la apnea del sueño?

La apnea del sueño tiene algunos síntomas muy típicos para aquellos que sufren de ella. Estos síntomas incluyen:

- Ronquidos muy fuertes

- Respiración que se detiene y comienza durante el ciclo de sueño

- Despertar con la boca seca

- Dolores de cabeza en la mañana, al despertar

- Insomnio durante la noche o problemas para dormir

- Somnolencia diurna

- Problemas para mantener la concentración durante el día

- Estar irritable todo el día

Con la apnea del sueño, los enfermos experimentarán bastantes de estos síntomas. También hay diferentes factores de riesgo involucrados que usted puede no saber, pero que podría tener. Estos factores de riesgo son parte de la razón por la que podrías estar experimentando apnea del sueño.

Factores de riesgo para la apnea del sueño

Al igual que cualquier otro trastorno o enfermedad, los factores de riesgo tienen un poco que ver con la apnea del sueño. Si usted tiene cualquiera de estos factores de riesgo, es una gran idea tratar de cambiarlos antes de que su sueño empeore aún más. Uno de los factores de riesgo más destacados es la obesidad. Tener un peso extra en el cuerpo puede aumentar el riesgo de apnea del sueño. Con depósitos de grasa alrededor de las vías respiratorias, la respiración puede estar obstruida.

Otro factor de riesgo para la apnea del sueño es el tamaño del cuello. Puede sonar tonto, pero esta es una de las razones más comunes por las que las personas tienen apnea del sueño. El tamaño del cuello cambia mientras duermes y esto puede alterar tus ciclos y patrones de sueño. Las personas con cuellos más gruesos tienen vías respiratorias estrechas, lo que puede causar problemas con la respiración durante el ciclo de sueño. La edad es otro factor que te pone en riesgo de apnea del sueño. Los adultos mayores tienden a desarrollar apnea del sueño antes que los adultos más jóvenes. Esto sólo viene con la edad, por así decirlo.

La genética también podría estar arruinando tus patrones de sueño. Revisa la historia clínica de tu familia. ¿Alguien en tu familia sufre de apnea del sueño? Si lo hacen, esto podría ser transmitido a usted. Haga su excavación y obtenga más información de sus familiares. Esto también podría darte más respuestas a las preguntas de salud. Siempre es una buena idea estar al tanto de su historia clínica familiar.

Por último, piensa en cuánto alcohol estás bebiendo. El alcohol tiende a relajarnos, pero también relaja los músculos de la garganta. Dormir después de un par de tragos es una de las peores cosas que puedes hacer por tu cuerpo. Con la relajación de la garganta viene ronquidos y la pareja hace que su apnea del sueño peor de lo que es. Lo mismo vale para drogarse antes de acostarse. Pueden relajarte hasta el punto de dormir, pero pueden empeorar las cosas para tus patrones de sueño.

Cuando se trata de tratar la apnea del sueño, hay bastantes maneras naturales de hacerlo. Muchos enfermos de apnea del sueño elegirán las formas más naturales porque no quieren cirugía. La cirugía es cara y es bastante invasiva para aquellos que sufren de trastornos del sueño. El médico tiene muchas curas naturales para la apnea del sueño que puedes tratar de ver cuál funciona para ti.

Tratamientos para la apnea del sueño

Usar un dispositivo dental por la noche puede ayudarte a encontrar alivio de la apnea del sueño. Muchos enfermos prefieren estos dispositivos en lugar de usar una máscara CPAP. Por lo general, las máscaras no son tan cómodas como te gustaría pensar. Estos dispositivos dentales ayudan a abrir las vías respiratorias, lo que ayuda a las personas a respirar mejor por la noche. Estos dispositivos dentales se pueden utilizar para los enfermos que tienen apnea del sueño leve a moderada.

El control de la pérdida de peso es otra forma natural de ayudar a la apnea del sueño. Debido a que tener un peso extra en el cuerpo puede causar apnea del sueño, un programa de pérdida de peso puede ayudarte. Este programa de pérdida de peso puede hacer que usted coma más saludable y perder algunos kilos de más. Esto puede ayudar a su ciclo de sueño en gran medida y pronto, usted estará durmiendo mejor y se sentirá bien consigo mismo también.

Muchos médicos sugieren terapia posicional a sus pacientes que sufren de apnea del sueño. Este es un tipo de tratamiento que ayuda a los pacientes a dormir en otro lado de su cuerpo. Generalmente, cuando las personas duermen de espaldas, desencadena sus ronquidos y su apnea del sueño. Hay dispositivos especiales para dormir que puedes usar en la espalda para ayudarte a moverte en una posición diferente cuando estás durmiendo. La mayoría de las veces esto les ayuda a dormir en sus lados y no en su espalda.

Cambiar tus hábitos de vida es una gran manera de deshacerte de la apnea del sueño. Al dejar de fumar, beber o consumir drogas, puede comenzar a dormir mejor por la noche. Estas cosas también te harán sentir mejor en general. Todavía puede tomar sus cócteles del mediodía, pero beber antes de acostarse no es una sabia elección. Muchas personas también han notado que si toman un descongestionante por la noche, durmieron mucho mejor. Hay muchas maneras naturales de curarse a sí mismo y sólo se necesita un poco de prueba y error para averiguar lo que funcionará mejor para usted.

La cirugía es otra opción para los peores casos de apnea del sueño. Si la apnea del sueño ha empeorado mucho, el médico puede sugerirte que te sometas a una cirugía. No parece una opción para todos, pero si tu sueño es tu máxima prioridad, es bueno consultar todas tus opciones.

Síndrome de Resistencia a las Vías Aéreas Superiores

El síndrome de resistencia a las vías respiratorias superiores, o UARS, es otro tipo de trastorno del sueño que puede obstruir la respiración mientras duerme. Este trastorno comienza como ronquidos. Los ronquidos comienzan como muy suaves y si las vías respiratorias se vuelven más resistentes, los ronquidos se volverán mucho más fuertes. Cuando UARS no se trata, puede conducir a insomnio crónico, despertarse en medio de la noche, y aumentar de peso. UARS puede ser causado por muchas cosas y es importante no confundirlo con el insomnio típico.

El UARS es causado por los tejidos en la garganta, cada vez más relajado en el momento del sueño. Estos tejidos colapsarán, y con las vías respiratorias estrechas, el trastorno comenzará a empeorar. Al dormir, los enfermos tendrán que esforzarse aún más para respirar, lo que puede conducir a ronquidos extremadamente fuertes y molestias al dormir. Por suerte, hay algunos tratamientos geniales para UARS.

Los tratamientos de comportamiento y estilo de vida son generalmente las primeras cosas sugeridas para curar UARS. Esto significa cosas como cambiar tu dieta, hacer que dormir sea una prioridad por la noche, no beber antes de acostarte y cambiar la forma en que duermes en la cama. Esto podría significar cambiar de posición o incluso conseguir un nuevo tipo de almohada que se adapte a sus necesidades de dormir.

Los dispositivos dentales también pueden ayudar a tratar los UARS. Funcionan de la misma manera que un protector bucal deportivo. Los durmientes podrán dormir mejor con la ayuda de estos dispositivos dentales. Si estos dispositivos no funcionan bien, los médicos sugerirán una máscara CPAP para el tratamiento. Muchos enfermos no son aficionado a las máscaras debido a los niveles de malestar durante el sueño. Si le preocupan los métodos más naturales para curar su UARS, hablar con su médico es la mejor apuesta. Si sugieren métodos que no están funcionando para usted, obtenga una segunda opinión y haga su investigación. Cuanto más sepas sobre tu trastorno del sueño, mejor estarás cuando se trata de encontrar una cura para él.

Trastorno periódico del movimiento de las extremidades

Otro trastorno del sueño que puede causar mucho estrés y ansiedad es el Trastorno del Movimiento de Extremidades Periódicas. Este es un trastorno del sueño que es causado por calambres o sacudidas de las piernas repetidamente durante el sueño. Este es uno de los pocos trastornos del movimiento que sólo ocurre durante el ciclo del sueño. A menudo se llama trastorno periódico del movimiento de las piernas. Estos movimientos de las piernas ocurren cada 20 a 40 segundos.

Los primeros hallazgos de PLMD fueron en la década de 1950. En ese entonces lo llamaban mioclono nocturno. Este trastorno puede ocurrir a cualquier edad de tu vida. A diferencia de algunos trastornos del sueño que ocurren a medida que envejecemos.

Las causas de PLMD pueden ser primarias o secundarias. El secundario generalmente es causado por un problema médico que ya está ocurriendo en su cuerpo. No se ha encontrado una cura para PLMD hasta el momento. Los científicos están empezando a hacer más investigación al respecto, y han encontrado que puede tener algo que ver con los nervios en el cerebro que viajan a los brazos y las piernas. Las causas de la PLMD secundaria varían de la diabetes, deficiencia de hierro, tumores en la médula espinal, lesiones de la médula espinal, apnea del sueño, narcolepsia, anemia, funciones renales deficientes y abstinencia de medicamentos.

Los síntomas de la PLMD incluyen movimientos en las rodillas, los tobillos y los dedos grandes. Estos movimientos pueden ser pequeños o pueden terminar siendo una patada o golpeo de las extremidades. Esto a menudo despertará a sus parejas o niños que duermen en la misma cama. Estos movimientos pueden durar de 2 a 5 segundos y ocurrir con frecuencia.

No se ha demostrado que los tratamientos para la PLMD curen el trastorno del sueño, pero ayudan a los enfermos a encontrar algún alivio. Hay algunos medicamentos que pueden ayudar al reducir los movimientos de las extremidades. Estos medicamentos ayudarán a los enfermos a dormir bien por la noche. La terapia también puede ayudar a reducir los síntomas de la PLMD.

Síndrome de piernas inquietas

El síndrome de piernas inquietas es un trastorno del sueño que hace que las piernas se muevan incontrolablemente durante el sueño. También puede ocurrir cuando usted está sentado o simplemente relajarse. Este trastorno puede golpear a cualquier persona a cualquier edad. Tiene tendencia a empeorar con la edad. Con la interrupción del sueño, otras actividades también se interrumpen, como el trabajo y la vida social.

El síntoma principal de LARLS es el movimiento de las piernas mientras duerme. Se presenta como un impulso muy fuerte mientras duerme. Estas sensaciones de movimiento generalmente ocurrirán tan pronto como el cuerpo esté en reposo. Esto realmente puede suceder en cualquier lugar cuando el cuerpo está sentado quieto durante largos períodos de tiempo. Algunos enfermos tienen esto en autos, aviones, y mientras están en el cine. Realmente es un trastorno que puede cambiar todo su estilo de vida. Los enfermos encontrarán una pequeña sensación de alivio cuando comiencen a moverse o a mover las piernas. El estiramiento también ayuda a las piernas a volver a sus sensaciones normales. Las sensaciones de RLS no siempre se describen como dolorosas. A veces, se consideran que se arrastran, picazón, palpitaciones, jaleo sorteo o eléctrico.

Hay muchas causas de RLS y no todas han tenido suficiente investigación para demostrarlas plenamente. Algunas son sólo especulaciones de los casos que los médicos han visto hasta ahora. La genética es una de las primeras causas de la RSL. Si alguien de tu familia ha sufrido de ello, lo más probable es que a ti también te pase a ti. Al igual que con otros trastornos del sueño, revisar los antecedentes familiares es clave cuando se trata de averiguar cómo encontrar algún alivio. Si sus padres han tenido RLS, tal vez puedan decirle lo que ha funcionado mejor para ellos cuando se trata de dormir bien por la noche. El embarazo es otra causa de la LEY. Cuando una mujer está embarazada, tiene muchos cambios en sus hormonas. Estos cambios pueden hacer que sus piernas comiencen a temblar o moverse durante el sueño o la relajación. En los casos de RLS en mujeres embarazadas, una vez que el bebé nace, ya no sufren de este trastorno del sueño.

También hay factores de riesgo relacionados con el SRL. Estas son cosas como daño a los nervios en las manos y los pies, una deficiencia de hierro, problemas renales o insuficiencia, y lesiones en la columna vertebral. RLS es otro trastorno del sueño que no se ha encontrado cura hasta el momento. Realmente puede interrumpir las actividades cotidianas de nuestras vidas y hacernos sentir como si no pudiéramos lograr nada debido a lo cansados que estamos todo el tiempo. Otro de estos trastornos es la narcolepsia.

Narcolepsia

La narcolepsia es un trastorno del sueño muy raro, pero puede causar muchos problemas, dolor y alteraciones en su vida si usted ha sido diagnosticado con él. La narcolepsia es causada por somnolencia extrema, alucinaciones y parálisis del sueño. La narcolepsia generalmente comienza en la adolescencia, pero algunos niños han sido diagnosticados con ella desde la edad de cinco años. Este es un trastorno del sueño crónico que no tiene cura conocida y las vidas se han puesto patas arriba debido a este trastorno del sueño.

Hay muchos síntomas que dicen narcolepsia. La somnolencia diurna que es excesiva es uno de los primeros signos. Cuando puedes dormirte en cualquier lugar y en cualquier momento, claramente eres narcoleptic. No hay señales de advertencia para los narcolépticos; se quedan dormidos como si estuvieran en la cama. Esto puede ser preocupante para aquellos que están conduciendo cuando esto ocurre. El estado de alerta durante el día también se reduce. Para aquellos con este trastorno, tratar de mantener cualquier tipo de enfoque durante el día es bastante inútil. Esto puede ser un problema para aquellos que trabajan todo el día. Esta es una de las razones por las que es complicado para los narcoleptics mantener un trabajo a tiempo completo. Con un enfoque mínimo debido a la somnolencia, puede ser difícil mantener un trabajo en absoluto.

Aquellos que sufren de narcolepsia también pueden perder su tono muscular. Esto se llama cataplejía. Los que sufren notarán cambios en su habla, como slurring. Sus músculos también se debilitarán durante unos minutos. Esto puede hacer que su cuerpo caiga al suelo y esto puede ser peligroso en muchas situaciones. Cruzar la calle, coger el metro, caminar abajo y conducir puede ser peligroso cuando una persona experimenta cataplejía. Los narcolépticos sufren de al menos un caso de cataplejía en sus vidas, pero algunos tendrán múltiples episodios.

Otro síntoma de la narcolepsia es la parálisis del sueño. La parálisis del sueño es la falta de movimiento o hablar cuando te duermes o al despertarte. Esto es temporal, pero puede ser muy aterrador para aquellos que lo sufren. Sólo durará unos segundos, pero a los que les pasa, se siente como para siempre. Es aterrador porque el enfermo no tiene idea de cuánto tiempo durará o cómo incluso decirle a alguien cuándo está sucediendo. Es incontrolable y tampoco parece haber cura.

Un cambio en el sueño REM también es un síntoma de narcolepsia. Soñar sucede cuando pulsamos el sueño REM. Esto puede suceder en cualquier momento durante el día o por la noche. Generalmente, aquellos que duermen naturalmente toman alrededor de 15 A 20 minutos para golpear el sueño REM. En aquellos que sufren de narcolepsia, puede suceder más rápido, que cambia su ciclo de sueño por completo.

Las alucinaciones son otro síntoma de tener narcolepsia. Estas alucinaciones ocurren cuando te duermes, pero también pueden ocurrir cuando estás despertando. Estas alucinaciones pueden hacerte sentir que hay alguien en tu habitación o algo sobre ti. A veces, los enfermos pueden incluso sentirse como si alguien los estuviera tocando o tratando de hacerles daño. Las alucinaciones que van junto con la narcolepsia son increíblemente aterradoras y vívidas.

Las causas de la narcolepsia no se han determinado completamente. Muchos expertos han sugerido que la narcolepsia es una respuesta autoinmune a algo más grande que está sucediendo en el cuerpo. Esta podría ser la manera del cuerpo de alertar al enfermo de que algo más está mal. Sin embargo, esto es sólo especulación. La genética también puede ser un factor para la narcolepsia. Las investigaciones han demostrado que cuando un miembro de la familia ha sufrido de ella, por lo general hay uno más en la familia para ser diagnosticado con él. Muchas personas piensan que el estrés y los cambios de humor también pueden causar narcolepsia. El consumo de drogas también ha sido culpado por la aparición de la narcolepsia en pacientes de edad avanzada.

La narcolepsia a menudo se malinterpreta. Para aquellos que no lo entienden del todo, puede haber bastante confusión para aquellos que lo sufren. Puede causar problemas personales y profesionales. Por ejemplo, si usted está constantemente durmiendo en el medio del día, sus compañeros de trabajo y jefe pueden pensar que se está quedando despierto demasiado tarde, de fiesta demasiado, o simplemente perezoso. Muchas personas que lo sufren se sienten avergonzadas de hablar de ello públicamente porque tiene un estigma bastante asociado. Sin embargo, es importante educar a la gente al respecto. Esto ayudará a la vida personal y profesional de aquellos que sufren de narcolepsia. Sus relaciones también pueden comenzar a sufrir. A veces las emociones fuertes son parte de lo que desencadena la narcolepsia, que puede ser increíblemente incómodo en las primeras fechas o cuando comienzas el proceso de citas por primera vez. Tener una pareja con narcolepsia puede interrumpir incluso los matrimonios. Al igual que los otros trastornos del sueño, no parece haber cura para la narcolepsia. Hay maneras de hacerlo mejor, pero por ahora, los enfermos tienen que empujar a través de él de la mejor manera que puedan.

Trastorno del comportamiento del sueño REM

El Trastorno del Comportamiento del Sueño REM ocurre cuando el enfermo actúa sus sueños vívidos y aterradores mientras está en el estado REM del sueño. Por lo general, hay sonidos, movimientos violentos de las extremidades, e incluso saltar de la cama. Esto también se denomina comportamiento de promulgación de sueños.

La mayoría de las personas ni siquiera se mueven durante el sueño REM y estas etapas ocurren bastantes veces durante nuestro ciclo de sueño. Este tipo de trastorno del sueño a menudo se asocia con afecciones neurológicas. A menudo, los pacientes con demencia, enfermedad de Parkinson o atrofia del sistema múltiple serán diagnosticados con Trastorno del Comportamiento del Sueño REM.

Hay bastantes síntomas de este trastorno. Puede comenzar por actuar lo que está sucediendo en los sueños. Por lo general, hay patadas, puñetazos, golpes en la cama y saltos. La forma en que los expertos describen estas acciones es que el enfermo está respondiendo a sus sueños. Estos sueños están claramente llenos de acción, a veces aterradores, y muy vívidos. Es por eso que el enfermo llevará a cabo estos movimientos como si les estuvieran sucediendo en la vida real y no sólo en el estado de sueño. Algunos durmientes pueden recordar todo lo que sucedió en el sueño una vez que se despiertan. Esto puede ser confuso para ellos la mayor parte del tiempo porque a veces se despiertan con lesiones o han herido a la persona que duerme junto a ellos.

Las causas de RSBD varían. Generalmente, este trastorno se observa en hombres de 50 años o más. A menudo se asocia con narcolepsia o tumores cerebrales. Las enfermedades neurológicas y los trastornos también pueden ser culpados por este trastorno del sueño. Se ve en bastantes pacientes con demencia a medida que su enfermedad comienza a empeorar progresivamente. La narcolepsia también puede causar RSBD, junto con nuevos medicamentos, y la abstinencia del alcohol y las drogas. Algunos factores ambientales, como la exposición a la agricultura o a los plaguicidas ocupacionales, pueden causar RSBD.

Hay muchas complicaciones de este trastorno. Este trastorno del sueño trae una gran cantidad de interrupción a la vida de aquellos que sufren de ella. Generalmente hay una enorme sensación de angustia de aquellos que duermen en la misma habitación y casa del enfermo. Nadie quiere despertar a su pareja saltando y gritando en la cama, por lo que puede ser duro para los otros que viven con ellos. También hay un miedo al aislamiento de aquellos que sufren de este trastorno. Para aquellos que son solteros, tal vez quieran establecerse con alguien. ¿Cómo les dan la noticia que podría ser abusado físicamente mientras dormían? El enfermo puede pensar que nadie querrá estar a su alrededor debido a este trastorno. Al igual que la narcolepsia, este trastorno es raro, por lo que la gente puede no saber que existe. Para aquellos que lo padecen, educar a los demás es clave para que puedan entender exactamente lo que están pasando. También hay lesiones que ocurren cuando el enfermo actúa sus sueños.

Los tratamientos para este trastorno varían, pero hay algunas precauciones de seguridad que deben tomar. Una de las primeras cosas para estar a salvo de este trastorno es proteger a todos los que duermen en la misma habitación. El dormitorio debe ser un ambiente seguro para dormir. Rellenar el suelo, poner rieles o barreras en la cama, alejar los muebles de la cama, proteger y cubrir las ventanas, eliminar objetos peligrosos del dormitorio, e incluso elegir dormir en habitaciones separadas son todas formas de mantener a todos en la casa seguro durante un episodio de RSBD.

Estas pueden parecer precauciones absurdas, pero nunca se puede ser demasiado cuidadoso cuando se trata de proteger al durmiente y a su pareja. Medicamentos también pueden ayudar a conseguir una buena noche de sueño y algunos médicos sugieren melatonina o clonazepam. La melatonina puede no ser la mejor opción para aquellos que ya son soñadores lúcidos. La melatonina tiene una tendencia a dar sueños lúcidos sueños muy intensos que a veces pueden ser aterradores.

Hay ensayos clínicos que están sucediendo para RSBD. Los expertos están tratando de estudiar a aquellos que sufren de este trastorno para obtener algunas ideas mejores sobre las mejores maneras de tratarlo. A partir de ahora, los medicamentos sólo ayudan a los enfermos a encontrar una pequeña cantidad de alivio. Este trastorno no tiene una cura en toda regla a partir de ahora.

Trastorno del ritmo circadiano

El Trastorno del Ritmo Circadiano es un trastorno del sueño que se asocia con el reloj interno de nuestro cuerpo. Este reloj ayuda a regular nuestros patrones de sueño y los procesos que ocurren en nuestro cuerpo durante un período de tiempo de 24 horas. Por ejemplo, este reloj puede enviar una señal a nuestro cerebro cuando se está oscureciendo afuera. Esto nos hace pensar inmediatamente en ir a ser o despertar cuando es brillante afuera. Para aquellos que tienen este trastorno, el reloj de su cuerpo no les da tales señales, que es lo que les hace tener más problemas para dormir.

Hay algunas causas del Trastorno del Ritmo Circadiano. Generalmente es causada por el trabajo por turnos en el que el enfermo trabajará un turno de 24 horas o un turno de cementerio. Esto sucede mucho en bomberos, médicos y enfermeras que trabajarán 24 horas y 24 horas libres. Cambia su ciclo de sueño, que puede hacer que pierdan mucho sueño. Los cambios hormonales en el embarazo y la menopausia pueden causar este trastorno, así como cambios en los medicamentos y cambios en el huso horario. Los problemas de salud mental también han sido una de las principales causas del trastorno del ritmo circadiano.

Existen varios tipos de Trastorno del Ritmo Circadiano. El síndrome de cambio de tiempo rápido ocurre cuando las personas viajan con frecuencia a través de zonas horarias. Esto también se conoce como jet lag. El jet lag ocurre cuando las personas rebotan dentro y fuera de las zonas horarias. Los viajeros internacionales experimentan este tipo de desorden con bastante frecuencia. Por lo general, tienen sueño durante la mayor parte del día o no tienen energía y se sienten en un estado de niebla la mayor parte del tiempo.

El síndrome de fase del sueño retrasado es otro tipo de trastorno del ritmo circadiano. El enfermo se dormirá muy tarde por la noche, y cuando llegue el momento de que se despierten para el trabajo o la escuela, tendrán un momento bastante difícil haciéndolo. El trastorno de sueño-vigilia no 24 horas afecta a los ciegos. Este tipo de trastorno se basa únicamente en no poder determinar cuándo es de noche y cuándo es de día. Sin luz para decirles que todavía es hora de estar despiertos, aquellos que sufren de este trastorno, generalmente duermen mucho más porque no tienen idea de qué hora es. Su cerebro no recibe esa señal que les dice que es hora de despertarse, o es hora de dormir.

Hay muchos tratamientos intensos utilizados para ayudar a encontrar alivio de este trastorno. Los tratamientos utilizados tienen que hacerse con el fin de que coincida con los patrones del enfermo y el ciclo del sueño. La intención de estos tratamientos es cambiar su ciclo de sueño y corregir cómo duermen cada noche. La terapia se puede utilizar con técnicas de higiene del sueño. La terapia de luz brillante es una forma popular de ayudar a encontrar alivio a este trastorno, junto con la cronoterapia. La cronoterapia dará forma gradual a los patrones de sueño del durmiente. Ayuda a ajustar su hora de acostarse y eventualmente conseguir que vuelvan a un horario de sueño que les beneficie. La melatonina se sugiere a menudo para aquellos que necesitan ayuda para conseguir su ritmo circadiano de nuevo en la pista.

Sueño biofásico

El sueño biofásico no es un trastorno, pero es un tipo de patrón de sueño. Es esencial saberlo si crees que tienes un trastorno del sueño. Este tipo de patrón de sueño es una manera de referirse a sus hábitos de sueño. Esto ocurre cuando duermes en dos segmentos diferentes al día. Cuando usted toma una siesta durante el día y luego duerme por la noche es un ejemplo de sueño biofásico.

Muchas personas en el mundo son lo que se consideran como durmientes monofásicos. Esto significa que sólo duermen una vez al día y por lo general, es decir, por la noche. Hay personas que duermen durante el día porque sus trabajos requieren que trabajen hasta tarde por la noche. A pesar de que la mayoría de las personas son durmientes monofásicos, nuestros estilos de vida a veces hacen que nos conduzcamos en durmientes biofásicos o polifásicos.

Muchos de nosotros pensamos que si somos durmientes biofásicos o polifásicos, nos sentiremos mejor y haremos más durante las horas que no estamos durmiendo. Esto también puede causar algunos problemas con nuestros ciclos de sueño, sin embargo. Cuando comenzamos a dormir más de una vez al día, podemos desarrollar un trastorno del sueño. Cuando duermes en diferentes momentos del día, tu ciclo de sueño-vigilia puede confundirse mucho. Su cerebro puede estar entrenado para permanecer despierto cuando usted está tratando de conseguir su sueño regular. El sueño disperso puede provocar el trastorno y puede comenzar a sentirse extremadamente cansado y aturdido durante el día.

El sueño biofásico podría ser una siesta del mediodía cuando duermes durante unos 20 minutos. También podría ser una siesta larga donde duermes aproximadamente una hora durante la siesta. Discutiremos las siestas más en este libro, pero muchas personas han encontrado que al tomar una siesta, terminan luchando contra el insomnio por la noche. Para otros, tomar una siesta los energiza y sienten que pueden hacer cualquier cosa una vez que se despiertan. Todo depende de la persona y su capacidad para poder dormir la siesta durante el día.

Capítulo 3

Causas del Insomnio

El insomnio es un trastorno del sueño que puede causar muchas cosas que suceden en nuestras vidas. Pero hay muchas cosas en nuestras vidas que pueden causar insomnio. El estrés es uno de los factores más importantes que pueden causar insomnio. Cuando vamos al trabajo o a la escuela todos los días, por lo general hay algunos comentarios que recibimos de nuestro jefe, maestros u otros colegas. Esta retroalimentación puede ser positiva o negativa, pero en general, terminamos pensando en ello toda la noche. No importa lo que sea, siempre tratamos de averiguarlo todo por la noche, cuando estamos a salvo en la cama. Pensar en el trabajo y la escuela es una manera definitiva de desencadenar el insomnio. Intenta despejar la cabeza tanto como puedas por la noche. Muchas personas se pondrán una máquina de ruido blanco, fan, o escuchar un podcast de meditación para tratar de despejar sus mentes. Otras cosas que pensamos en una noche incluyen finanzas, familia, muerte, enfermedad, trauma, pérdida de un trabajo, conseguir un nuevo trabajo, o simplemente lo que tenemos que hacer al día siguiente. Si somos capaces de despejar la cabeza por la noche, dormir es alcanzable. Es cuando empezamos a pensar en todo lo que está sucediendo en la vida que empezamos a perder un sueño valioso.

Viajar o un cambio en nuestro horario de trabajo es otra causa para el insomnio. Cuando aceptamos diferentes turnos, con nuevas horas, nuestro cuerpo se da cuenta de que necesita más sueño de lo habitual, pero es posible que no podamos dormirnos debido a los cambios. Estar en un horario de trabajo que se adapte a su estilo de vida y ciclo de sueño es clave. Cambiar nuestras rutinas realmente puede estropear cuánto sueño estamos recibiendo por la noche. También puede evitar que duermamos, por lo que es importante que incluso si cambiamos de turno, todavía tratamos de conseguir la misma cantidad de sueño. Puede ser difícil si cambias de días laborables a noches de trabajo. Nuestro cuerpo nos dice que por la noche, dormimos, por lo que es un gran desafío entrenar a nuestro cuerpo para hacerlo de manera diferente.

Los malos hábitos de sueño son una gran causa para el insomnio. Cuando somos jóvenes, queremos salir y divertirnos. Aquí es cuando nuestro horario de sueño puede ser interrumpido. Para aquellos que les gusta quedarse despiertos hasta tarde y luego dormir, cuando su horario cambia, puede ocurrir insomnio. Mantener buenos hábitos de sueño es sólo otra manera de encontrar alivio del insomnio. Otros malos hábitos de sueño, como no tener horario de acostarse, tomar siestas durante el día, cama o almohadas incómodas, trabajar en la cama, comer en la cama, ver la televisión en la cama, jugar videojuegos en la cama, jugar en el teléfono o luces brillantes pueden cambiar la cantidad de sueño que está ge Adaptador. Si usas el teléfono como despertador, gírelo al revés para ocultar la pantalla mientras duermes. Los expertos han notado cuántas personas pierden el sueño debido a la luz de su teléfono u otros dispositivos. Trabajar y comer en la cama es una mala idea porque tu cerebro no pensará en dormir cuando estés allí. Al mantener su cama como lugar de sueño y descanso, ya está entrenando a su cerebro para una buena noche de sueño.

Comer demasiado antes de acostarse también puede causar insomnio. Puede hacer esto debido a los problemas con acostarse después de la comida. Comer antes de acostarse puede causar ardor de estómago, gas y reflujo ácido. Aunque algunos de estos pueden no ser dolorosos, te mantendrán despierto por la noche. Los trastornos de salud mental, los medicamentos y las condiciones médicas también causan insomnio. Los medicamentos pueden mantenerte despierto debido a los ingredientes que contienen. Muchos medicamentos para el resfriado o sin receta las píldoras para la migraña contienen cafeína, que nunca es buena a la hora de acostarse. El dolor constante, el cáncer, la diabetes, los problemas cardíacos, el asma y la tiroides hiperactiva son causas del insomnio.

La cafeína, el alcohol y la nicotina también pueden mantenerte despierto por la noche. Aunque el alcohol es un depresor, puede ayudarte a conciliar el sueño, pero lo más probable es que te despiertes en medio de la noche después de beber mucho, y no poder volver a dormir. Lo mismo ocurre con las drogas. Pueden relajarte antes de acostarte, pero después de que desaparecen, tu ciclo de sueño puede arruinarse debido a ellos.

Para ayudar a combatir los signos del insomnio, es imperativo dormir la misma noche. No importa la edad que tengas, necesitas la misma cantidad de sueño. Esto podría variar para usted, pero la mayoría de las personas necesitan al menos 7 a 8 horas de buen sueño para poder funcionar en la vida diaria. Muchas personas llevarán un diario del sueño para mantenerse al día con sus horas de sueño. Hay algunos dispositivos que realmente pueden calcularlo para usted mientras duerme.

También hay algunos factores de riesgo para el insomnio. Las mujeres son generalmente más propensas a tener insomnio debido a los cambios hormonales en su cuerpo. Durante el embarazo y la menopausia, los médicos verán muchos más casos de mujeres con insomnio. Las personas mayores de 60 años también sufren de insomnio con más frecuencia. Es un trastorno que empeora con la edad.

Las complicaciones del insomnio pueden variar desde el bajo rendimiento en el trabajo, que puede causar accidentes, tiempos de reacción más lentos, problemas de salud mental, presión arterial alta, y enfermedades del corazón. Es por eso que es muy importante para nosotros averiguar cómo encontrar alivio del insomnio, pero también cómo obtener un horario de sueño adecuado hacia abajo y seguido.

El insomnio es un trastorno que afecta nuestro cuerpo, mentes y vidas. A medida que siga leyendo este libro, presentaremos más ideas y hechos sobre los trastornos del sueño y las formas más naturales de finalmente encontrar algún alivio.

Capítulo 4

La historia y los Hechos Sobre El Insomnio

¿Qué efectos tiene el insomnio en nuestra salud?

Dormir no es una idea nueva para nosotros. De hecho, el sueño siempre ha sido necesario para los seres humanos y los animales con el fin de sobrevivir. Para los humanos, es un poco más importante. Ha habido referencias al sueño hecha durante miles de años. Tanto la Biblia como el Talmud babilónico mencionan el sueño con bastante frecuencia. Los problemas para dormir también se mencionan en estos textos. En algunas obras escritas, los autores utilizan palabras para describir sus patrones de sueño, que suenan bastante como la narcolepsia.

Todos sabemos que los trastornos del sueño no son nuevos para nosotros, pero la tecnología ha hecho que sea más fácil encontrarlos y tratarlos. La investigación del sueño comenzó en el siglo XIX. Los informes nos dicen que el científico del sueño, Richard Caton, fue uno de los primeros en investigar animales pequeños mientras dormían. Con el tiempo lo ayudaron a aprender más sobre las etapas de nuestros ciclos de sueño. Unos años después de la investigación que Caton hizo, los libros médicos describieron por primera vez la narcolepsia. No fue hasta el siglo XX que se estaba haciendo más investigación sobre los trastornos del sueño y aún más se convirtió en nombrado y clasificado.

Dado que el insomnio es el trastorno del sueño más común, suele ser temporal y alrededor del 30% de las personas que son diagnosticadas con él. Nadie sabe exactamente cuándo fue descubierto correctamente, pero es bastante evidente que la gente no ha estado recibiendo la cantidad correcta de sueño y esto probablemente estaba sucediendo hace miles de años también.

La narcolepsia fue mencionada hasta los textos que datan del siglo XV. En 1937, se descubrieron trastornos del sueño no REM. Alfred Loomis comenzó a investigar más sobre los terrores del sueño y los sonámbulos. Ha habido tanta investigación sobre los diversos trastornos del sueño y como usted ha visto, no hay cura conocida para muchos de ellos. A medida que continuamos profundizando en estos trastornos, estos son algunos de los datos más interesantes sobre el insomnio.

Hechos sobre el insomnio

La mayoría de nosotros no duerme lo suficiente, pero ¿significa eso que estamos sufriendo de insomnio? No necesariamente, pero si usted sufre de insomnio, no durará mucho a menos que haya otra condición médica que va junto con él. Los efectos de perder el sueño pueden ser paralizantes. Nuestros trabajos y nuestras relaciones sufrirán. Hay muchos hechos sobre el insomnio que pueden ayudarle a averiguar por qué lo tiene.

Ha habido un pequeño número de casos de insomnio, donde el enfermo ha muerto. Este tipo de insomnio se llama Insomnio Mortal Familiar y es muy raro, pero puede causar que una persona nunca se duerma. Esto puede resultar en la muerte. El insomnio mortal familiar hace que el durmiente nunca duerma lo suficiente para mantener sus funciones cerebrales funcionando correctamente. Esto entonces causa la pérdida de funciones mentales y la coordinación. Esta es una forma hereditaria de insomnio y la muerte vendrá en cualquier lugar de ocho a 75 meses después de que se ha diagnosticado.

Los síntomas del insomnio mortal familiar pueden comenzar por tener pequeñas dificultades para conciliar el sueño y permanecer dormido. A veces, el durmiente notará espasmos mientras duermen. Su cuerpo puede moverse mucho durante el sueño con patadas y puñetazos siendo parte de su sueño. Pronto, comenzarán a experimentar la pérdida de coordinación y las funciones mentales comenzarán a deteriorarse lentamente. La frecuencia cardíaca y la presión arterial también pueden aumentar. Hasta ahora, no ha habido tratamientos conocidos, pero los médicos pueden ayudar a encontrar maneras de ayudar a los enfermos a dormir tanto como sea posible.

El insomnio es un trastorno del sueño que puede causar más que la pérdida de sueño y energía. El insomnio también puede causar abuso de drogas y alcohol. Muchas personas que no pueden dormir recurrirán al alcohol y a las drogas que son depresores, para ayudarles a encontrar el sueño. Esta es la cantidad de enfermos que comienzan a depender de estas sustancias.

Efectos del insomnio en la salud

Hay millones de personas que sufren de insomnio. Los médicos a menudo lo pasan por alto, pero para aquellos que se ocupan de ella todas las noches, realmente puede tener un peaje en el cuerpo y la mente. La mayoría de nosotros necesitamos alrededor de siete a ocho horas completas de sueño cada noche para funcionar correctamente. Si esto se interrumpe de alguna manera, comenzaremos a sentirlo casi instantáneamente. La falta de sueño no sólo nos hace nebulidad, sino que también puede hacer que nuestras emociones aumenten aún más. Estos son algunos efectos que perder el sueño puede tener en nosotros.

Estar cansado puede causar accidentes. Curiosamente, los historiadores a menudo culpan a la privación del sueño de muchos desastres como Three Mile Island, el derrame de petróleo de Exxon Valdez y la crisis nuclear de Chernóbil. ¿Cómo tuvo algo de quever la somnolencia con estos accidentes? La planta nuclear de Three Mile Island está en Pensilvania. La privación del sueño fue la culpable de este desastre porque los trabajadores estaban durmiendo muy poco y no notaron algunos pequeños defectos en el reactor. No vieron que el refrigerante se escapaba y esto causó una reacción en cadena en el reactor. Al no ver lo que estaba sucediendo, porque estaban demasiado concentrados en ser agotados, el reactor terminó sobrecalentando. Por suerte, sólo hubo pequeñas lesiones por esto y no se produjeron muertes.

El derrame de petróleo de Exxon Valdez se achaca a la privación del sueño porque el capitán de la embarcación había dormido muy poco después de una larga noche de beber. El hombre que difilaba la nave había estado despierto durante más de 18 horas. Toda la tripulación se había quejado de fatiga y de estar sobrecargado de trabajo.

Por último, Chernóbil ha sido culpado por la privación del sueño. Los trabajadores de la planta trabajaban al menos 12 horas al día porque tenían que cumplir estrictas directrices. Cuando los investigadores estaban investigando este accidente, lo culparon de la fatiga del personal.

Perder el sueño es muy peligroso cuando se trata de conducir también. Estar cansado puede ralentizar su tiempo de reacción y hacer que choque su coche si se duerme al volante. Los trabajadores que tienen que poner largas horas en el trabajo están excesivamente cansados y tienden a tener más accidentes en el trabajo.

Los problemas de salud pueden surgir si usted no está recibiendo la cantidad adecuada de sueño. Los problemas cardíacos, la presión arterial alta, los accidentes cerebrovasculares y la diabetes pueden ser causados por el insomnio. Junto con estas condiciones, el insomnio puede matar su deseo sexual. Perder el sueño reduce tu libido y el interés en el sexo por completo. Con muy poca energía, tanto hombres como mujeres pueden estar pensando más en el sueño que en tener relaciones sexuales con su pareja.

Perder el sueño a menudo también se asocia con la obesidad. Cuanto menos sueño tenga por la noche puede ser la razón por la que tiene sobrepeso. Perder el sueño a menudo se asocia con tener niveles más bajos de leptina. Esta es una hormona que ayuda a frenar el apetito y se produce cuando usted está durmiendo. Cuando dejas de dormir, la producción de leptina disminuye. Esto hace que tengas hambre prácticamente todo el día. Todos sabemos que comer en exceso causa obesidad, así que estos dos van de la mano.

Como se puede decir el insomnio y la privación del sueño puede causar algunas catástrofes en nuestras vidas y en nuestro mundo. Piense en cómo Chernobyl sería un lugar mucho mejor para vivir si la crisis no habría ocurrido y si los trabajadores a solo tiene un poco más de sueño. Es bastante loco pensar que el insomnio puede causar estos enormes problemas. Es posible tratar el insomnio con métodos naturales y estos métodos nos dan la esperanza de que no nos encontraremos con más desastres porque todos conseguiremos la cantidad correcta de sueño cada noche.

Capítulo 5

Formas Naturales
de Encontrar el Sueño

Cuando se sufre de insomnio, hay tantos sobre las píldoras de contador que puede tomar y su médico puede incluso darle pastillas para dormir. Para la mayoría de las personas, estos medicamentos ayudan bastante. Para aquellos de nosotros que estamos buscando formas más naturales de dormir, estas drogas pueden estropear nuestras mentes y nuestros cuerpos. Algunos de estos medicamentos pueden incluso hacernos extremadamente somnolientos durante el día. Esta es la razón por la que elegir una manera de dormir sin drogas es una idea mucho mejor. Hay muchas maneras naturales para que nuestros cuerpos se calmen, se relajen y encuentren sueño. Una vez que encuentres los que funcionan mejor para ti, pronto verás que tu insomnio disminuirá y podrás empezar a vivir tu vida de nuevo sin interrupciones del sueño.

Los aceites esenciales son una de las formas más populares de ayudar a deshacerse del insomnio. La aromaterapia ha tenido una gran influencia en la forma en que curamos nuestros cuerpos. Muchas personas han estado buscando aromaterapia para ayudarles a tomar el control de sus enfermedades, trastornos, e incluso su sueño. La aromaterapia es importante porque funciona con tu sentido del olfato. Las personas difundirán los aceites esenciales para que puedan inhalar las propiedades curativas de sus aceites esenciales favoritos. Difundir es una manera de probar la aromaterapia, pero también se puede tomar agua hirviendo y poner unas gotas de aceites esenciales en ella, a continuación, poner una toalla sobre la cabeza, y simplemente inhalar la mezcla. Si no tiene un difusor, este método funcionará igual de bien. Hay muchos aceites esenciales que son extremadamente calmantes y le ayudarán a apagar su cerebro por la noche.

¿Cómo ayudan los aceites esenciales a deshacerse del insomnio y a encontrar una buena noche de sueño? Los aceites esenciales ofrecen mucho a aquellos con insomnio. Son una gran manera de añadir un toque especial a su sueño, pero también ayudan a relajar el cuerpo. Cuando los usas por la noche, puedes empezar a agregarlos a tu rutina nocturna. Esto puede ayudar a entrenar su cerebro y puede terminar siendo un muy buen paso para agregar por la noche. Cuando tu cerebro recibe la señal de que hueles los aceites, nos ayudará a que nuestro cerebro permanezca tranquilo y relajado toda la noche. Otra razón por la que las personas aman los aceites esenciales es que no tienen efectos secundarios dañinos que los medicamentos que se pueden comprar sin receta o prescritos por los médicos hacen. Tenga en cuenta que cada aceite esencial tiene diferentes efectos en todos, por lo que es clave para probar diferentes y ver cuáles le ayudan a dormir mejor.

El uso de aceites esenciales para dormir es una gran manera de combatir el insomnio de forma natural. Puede utilizar un difusor de aire y añadir una mezcla de sus aceites favoritos de tiempo para dormir, diluido con agua. Este difusor rociará una nube de vapor como vapores y podrás olerlo toda la noche. Al elegir un difusor, elija uno que se apague automáticamente cuando termine con su ciclo. Hay difusor de tres a seis horas que se apagará una vez que estén fuera de los aceites esenciales o el tiempo se haya acabado. ¡Lo último en lo que quieres pensar mientras duermes es asegurándote de que tu difusor esté apagado!

Puedes masajear aceites esenciales en partes específicas del cuerpo que pueden ayudarte a dormir. Todos sabemos que el cuerpo tiene puntos de presión y todos pueden actuar como un catalizador para la curación. ¿A qué puntos de presión aplicarías aceites esenciales para dormir mejor? El primer lugar en el que se pueden frotar los aceites esenciales es justo detrás de la oreja. Este punto está justo por encima de la mandíbula y mueve los aceites hacia arriba del cuello de una manera masajeando. No apliques demasiada presión o podrías causar dolor de cabeza al poner demasiada presión en esa área. La muñeca interna es otro punto de presión donde puedes aplicar tus aceites esenciales para dormir. Este es uno de los lugares más populares y muchos aromaterapeutas juran usando este lugar para luchar contra el insomnio. Este lugar se piensa como el único lugar en el cuerpo que puede ayudar a calmar y relajar a todo el espíritu, junto con el cuerpo. Esto es definitivamente lo que necesitas cuando estás perdiendo el sueño por la noche. La bola del pie también puede ser un punto de presión útil para ayudar con el insomnio. Puedes aplicar más presión aquí y pronto sentirás que tu cuerpo se calma y podrás relajarte por la noche, y eso puede llevar a un gran sueño. Una regla general cuando usted está aplicando aceites esenciales para el cuerpo es asegurarse de mezclarlos con un aceite portador. Muchos aceites esenciales son puros y eso los hace muy potentes. La aplicación de aceites esenciales puros en la piel puede causar una quemadura en la piel y es una sensación muy desagradable. Cuando mezcle un aceite portador con sus aceites esenciales, haga una prueba de parche para la piel para asegurarse de que ha añadido suficiente aceite portador con el aceite esencial. Si todavía siente una quemadura de algún tipo, agregue más aceite portador. Algunos aceites portadores populares son el coco, la almendra dulce, la semilla de cáñamo y los aceites de aguacate.

Otra forma de combatir el insomnio con aceites esenciales es tomar unas gotas, unas dos, y ponerlas en tus manos. Frota las manos como si las estuvieras calentando, y luego inhala el aceite en tus manos. Debido a que usted está agregando tópicamente estos aceites a su piel, es importante una vez más, añadir un aceite portador con el aceite esencial. No querrás arriesgarte a tener una quemadura en la piel. Este método es muy parecido a la difusión de aceites esenciales, pero está mucho más cerca de la nariz, por lo que la mayoría de la gente dice que funciona mucho más rápido para ellos.

Si te gusta tomar baños antes de acostarte, en realidad puedes hacer tu propio baño de aceite esencial para calmar y relajar tu mente y cuerpo. Con solo un poco de sal de Epsom y tus aceites esenciales nocturnos favoritos, puedes convertir tu baño en una escapada tranquila y relajante. Tendrás que mezclar los aceites esenciales con un aceite portador de nuevo y luego añadir esa mezcla a tu sal favorita de Epsom. Usted puede hacer este mismo baño relajante con bicarbonato de sodio si usted no tiene ninguna sal Epsom a mano. Este baño le ayudará a empaparse y calmar su mente. Usted puede encontrar que estos baños le ayudan bastante. Si lo haces, continúa tomándolos hasta que tu insomnio haya desaparecido por completo de tu vida.

Los aceites esenciales se utilizan a menudo para hacer fragancias y perfumes. También puede hacer un spray de almohada para su dormitorio con ellos. Cuando se hace un spray de almohada, es importante utilizar agua y aceite portador. Recuerda que tu cara toca la almohada para que no quieras despertar con una cara, quemaduras en la piel. Agitar esta mezcla y luego rociar la almohada cada noche con ella antes de acostarse. Te encantará la forma en que huele tu cama y tu cerebro asociará este olor con la hora de acostarte y dormir.

Por último, puede probar la técnica de agua hirviendo. Cuando haya hervido una olla de agua, apague la estufa y agregue unas gotas de su aceite esencial de tiempo soñoliento. Coge una toalla pequeña y acerca tu cara a la olla de agua. Con una toalla pequeña, cúbrete la parte posterior de la cabeza para que te sientas como si estuvieras en el spa. Simplemente inhale la mezcla de agua y aceite esencial durante unos cinco minutos. Deberías empezar a sentirs somnoliento en poco tiempo. Con todas estas técnicas increíbles para ayudarle a dormir, probablemente se esté preguntando qué aceites esenciales funcionan mejor para ayudarle a dormir. No te preocupes. ¡Hemos compilado una lista bastante para que usted pueda mirar y encontrar los correctos sólo para usted!

Aceites Esenciales para dormir

La lavanda es el aceite esencial número uno para ayudar a combatir el insomnio y la ansiedad. Hay bastantes menciones del uso de lavanda en el Imperio Romano para fragancias, champú y jabones. Los romanos también lo utilizaron para ayudarles a relajarse y dormir mejor por la noche. La lavanda se ha vuelto increíblemente popular como planta y como aceite esencial. Crece en todo el mundo y hay unas 40 variedades de lavanda en el mundo. Cuando la lavanda crece, puede propagarse increíblemente rápido, por lo que a veces se ve como una hierba. Sin embargo, no lo es. El aroma de la lavanda es algo que la gente ha llegado a amar porque es calmante y terapéutico.

La lavanda es un aceite esencial que calma el sistema nervioso. Esto ayuda a su cerebro a relajarse y esto envía señales a su cuerpo para calmarse también. El olor a lavanda ayuda a reducir la presión arterial y la frecuencia cardíaca. Al bajarlos, su cuerpo puede comenzar a entrar en el modo de relajación que ayudará a inducir el sueño. La lavanda es conocida por ayudar a aliviar la ansiedad y los síntomas del insomnio. Esta es una de las principales razones por las que la lavanda es uno de los aceites esenciales más populares para ayudar a aliviar el insomnio.

Aceite de raíz de valeriana es otro aceite popular para aquellos que están tratando de deshacerse de su insomnio. Muchos médicos realmente sugerirán esto antes de sugerir drogas. Los estudios han demostrado que puede ayudarle a dormir unos 10 a 20 minutos más rápido que su tiempo normal. También puede ayudar a que la calidad de su sueño sea mucho mejor. Una de las cosas buenas sobre la raíz de valeriana es que se puede tomar cuando lo necesita. No es algo que tiene que ser tomado constantemente para que funcione. No es adictivo, como muchas pastillas para dormir, lo que lo convierte en el aceite perfecto para tratar de aliviar el insomnio. Si usted bebe tés de noche o sueño, probablemente notará que la raíz de valeriana es uno de los ingredientes principales en la mayoría de estos tés.

Los enfermos de insomnio también han estado usando salvia para ayudarles a dormir. La salvia de Clary es otro aceite esencial que se ha utilizado durante siglos. En muchos escritos de tiempos antiguos, los autores explicaban cómo se estaba utilizando en el mundo de la medicina. De hecho, incluso Pliny el Viejo escribió sobre ello en su obra y era un conocido naturalista del primer siglo. A menudo se utiliza en perfumes y fragancias debido a su aroma afrutado y amaderado. A menudo se utiliza para ayudar a combatir el insomnio porque es mentalmente relajante para el usuario. Ayuda no sólo a calmar la mente, sino que también puede evitar que tengas espasmos musculares mientras duermes.

Otro gran aceite esencial para el insomnio es el dulce marjoram. ¡Mucha gente piensa que es un aceite esencial mucho más fuerte que la lavanda! Su aroma es picante y cálido, los egipcios lo utilizan en la medicina y los griegos y romanos lo llamaron su hierba de verdadera felicidad. Dulce marjoram se ha vuelto popular recientemente como un esencial conocido por ayudar a inducir el sueño. Ayuda a calmar y calmar los nervios al reducir la presión arterial. También ayuda a aliviar cualquier problema de ansiedad.

La manzanilla se ha utilizado durante siglos. Se utilizó por primera vez para ayudar a calmar a los niños que estaban teniendo berrinches y convulsiones. La manzanilla ayuda a muchas personas a tratar su insomnio cada noche. Ayuda a relajar completamente tu mente y calmarte. Es otro aceite esencial que puede tratar la ansiedad, así. Este aceite esencial tiene un aroma maravilloso y también puede ayudar a luchar contra las pesadillas y terrores nocturnos.

Los aceites cítricos son generalmente conocidos por ser aceites esenciales estimulantes e inductores de energía, pero si difundes aceite de bergamota, pronto descubrirás que este aceite cítrico puede ayudarte a conciliar el sueño muy rápidamente. La bergamota reduce el estrés, la ansiedad y te pone de buen humor. Tiene propiedades sedantes y también se conoce como un antidepresivo. También puede ayudarte a relajar los nervios y una vez que finalmente te despiertes, ¡puedes sentirte enérgico una vez más! La bergamota es ideal para difundir todo el día y toda la noche, además de que tiene un aroma increíble.

Ylang ylang puede tener un nombre bastante divertido, pero tiene algunas propiedades increíbles que pueden ayudarle a dormirse mejor por la noche. Ylang ylang es otro aceite esencial que reduce el estrés y puede ayudarte a controlar tus emociones negativas y estrés. Disminuye la presión arterial y ayuda a las funciones inmunitarias. Dado que el estrés puede causar que usted tenga insomnio, lo mejor es elegir un aceite esencial que puede ayudarle a controlar su estrés. Ylang ylang es uno que te ayudará con eso!

¿Recuerdas hornear galletas con tu mamá y tu abuela? Te encantaría el aceite esencial de vainilla si respondieras que sí a esta pregunta. El aceite esencial de vainilla puede ayudarte a reducir tu inquietud y tiene efectos sedantes. Puede ayudar a reducir la presión arterial y ayudarle a encontrar alivio de la ansiedad y la depresión.

Hay muchos aceites esenciales que pueden ayudarle a luchar contra la ansiedad. Esta es sólo una pequeña lista de lo que puedes hacer con ellos. Una vez que comience a aprender más acerca de ellos, verá lo grandes que son y pronto verá los efectos positivos de los aceites esenciales en su sueño. Tómalo de nosotros; ¡Los disfrutamos por luchar contra nuestro insomnio!

Cannabis y CBD para dormir

Se ha hablado mucho sobre el uso de marihuana y CBD para ayudarte a dormir mejor. Se están haciendo estudios en todo el mundo para ver qué efectos puede tener el cannabis en la restauración de nuestro ciclo de sueño y ayudarnos a dormirnos mucho más rápido. En la comunidad de aquellos que usan marihuana con fines médicos, se ha hablado mucho sobre cómo puede ayudar a combatir el insomnio y con pocos o ningún efecto secundario. Muchos enfermos de insomnio fumarán una articulación o usarán una tintura para ayudarles a conciliar el sueño por la noche. Aquellos que sufren de otros trastornos del sueño han dicho que ha sido muy útil para ellos dormirse y permanecer dormido sin mucho tiempo. Tenemos que tener en cuenta que no es legal en todas partes todavía, así que si usted no conoce las leyes en su hogar, es mejor aprender más sobre eso primero.

La marihuana también ha demostrado tener beneficios analgésicos que pueden ayudarte a encontrar alivio de cualquier tipo de dolor crónico. También tiene beneficios contra la ansiedad que pueden ayudarle a relajarse más y calmar su mente de los factores estresantes en su vida. Esto puede ser un gran paso por la noche cuando todo lo que tu cerebro quiere hacer es relajarse. Por la noche, nuestros cerebros trabajan horas extras, al parecer, así que tener marihuana antes de acostarse realmente podría ayudarte a conseguir que esos pensamientos se desvanezcan rápidamente.

Hay una ciencia que va junto con toda la información del cannabis. El cannabis contiene cannabidiol, que también se conoce como CBD. Esto tiene muchos beneficios para la salud y la gente está empezando a usarlo más porque no tiene efectos psicoactivos. El THC también está en marihuana o tetrahidrocannabinol. Este es el ingrediente psicoactivo que da a las personas el alto que sienten cuando se fuma. THC también es conocido por ayudarle a dormirse. Hay diferentes cepas de marihuana que tienen diferentes beneficios por lo que si es legal en tu hogar. Es clave para averiguar qué cepas funcionarán mejor para usted y su insomnio.

Algunos estudios han demostrado que la marihuana con más THC puede ayudarte a reducir la cantidad de sueño REM que obtienes. Muchos pacientes con TEPT quieren reducir su sueño REM porque ayuda a reducir los sueños que tienen. Para las personas con TEPT, los sueños son generalmente pesadillas y quieren poder dormir sin ellos. Esta es la razón por la que las cepas altas de THC son perfectas para esos pacientes. Esto les ayuda a encontrar un sueño más reparador que no está lleno de terrores nocturnos.

El sueño REM es muy importante para nosotros para conseguir a través de. El sueño REM es imprescindible para el funcionamiento inmune saludable y las funciones cognitivas. Si necesitas dormir más REM, también hay cepas de marihuana que tienen menos THC. La marihuana cambia nuestros ciclos de sueño por lo que es importante regular su ingesta de marihuana.

Aquí hay información importante sobre las diferentes cepas de marihuana. Esto le ayudará a determinar mejor cuál es el mejor para su sueño. Si tienes dispensarios en tu ciudad, también podrán decirte las mejores cepas para dormir más. La primera se llama indica. Al entrar en un dispensario y preguntar al respecto, nos dijeron: "¡Te pondrá en el sofá!" Este es para ayudar a relajarse y calmar la mente y el cuerpo. Hay un cuerpo pesado alto con este y muchas personas lo fumarán alrededor de una hora antes de acostarse.

Sativa es otra variedad de marihuana. Las cepas Sativa son ideales para darte una paliza, hacerte sentir más feliz y darte una explosión de energía. También hay híbridos que puedes encontrar que combinan ambas cepas. Muchas personas preferirán estos híbridos debido a la explosión de energía primero y un poco de relajación añadida. Los dispensarios tendrán los porcentajes de ambos listados cuando entres en la compra de ellos. Si no quieres probar el consumo de marihuana antes de acostarte, también puedes probar CBD.

CBD no tiene ninguno de los sentimientos que obtendráde la marihuana. Es por eso que mucha gente lo elige. CBD se ha demostrado para ayudar a promover la producción de melatonina. Esto puede ayudar a añadir más triptófano en el torrente sanguíneo y ayuda a producir más serotonina en nuestro cerebro. Esto es lo que nos ayuda a dormir mejor por la noche. CBD es otra manera que puede ayudar a restablecer nuestros ciclos de sueño, pero lo hace de una manera que no le da el alto como el THC hace.

Cuando la gente sufre de insomnio, debemos pensar en las muchas razones por las que tienen insomnio, para empezar. Algunas personas están sufriendo dolor crónico, mientras que otras sufren de ansiedad y depresión. CBD puede ayudar con todos estos síntomas. También puede ayudar con la regulación del estado de ánimo, dolor, apetito, y funciones cognitivas. Esta es la razón por CBD se ha convertido en lo que muchos están llamando una "droga milagrosa."

El uso de somníferos puede llegar a ser increíblemente adictivo, pero cuando se utiliza CBD para dormirse, usted no notará una sensación adictiva. Es muy seguro de usar especialmente cuando usted está tratando de luchar contra el insomnio. Si usted está luchando contra problemas de sueño a corto plazo, CBD podría ser justo lo correcto para usted!

El poder de CBD para ayudar a calmar sus ansiedades es el primer paso en el tratamiento de su trastorno del sueño. Generalmente, nos quedamos despiertos por la noche con nuestras ansiedades y puede llegar a ser problemático para nuestro ciclo de sueño. Algunas personas realmente han dicho que CBD funciona maravillas para su ansiedad, pero sólo hizo un poco para su sueño general. Dosis más altas de CBD podrían ser exactamente lo que necesita con el fin de conseguir un buen sueño. Dosis bajas se consideran 15mg o menos, por lo que debe comprobar en las dosis en su área. El uso de CBD es un proceso de prueba y error por lo que experimentar con él podría ser una buena idea. Asegúrese de anotar cuánto intenta cada vez para que pueda obtener la cantidad de dosis correcta.

El uso de CBD se puede hacer de varias maneras. Algunas personas dicen que vapear funciona mejor, pero otros eligen comerlo en osos gomosos, tinturas, píldoras o aceites. Los comestibles ayudan a liberar el CBD más lento y que realmente puede ayudarle a dormir más tiempo porque el CBD se está liberando en su cuerpo y cerebro lentamente. Si va a usar comestibles para tratar de dormir, debe comerlos al menos una hora antes de acostarse. Una vez más, Asegúrese de registrar sus resultados para ver qué tipo de dosis que necesita con el fin de dormir mejor.

Lo curioso del CBD es que en realidad no te da sueño. Ayuda a mejorar los síntomas del insomnio, pero funciona de manera muy diferente de lo que la gente piensa. CBD es conocido por luchar contra lo que está causando su insomnio, pero le ayuda a dormirse. No hace que te canses demasiado. Esta es la razón por la que muchas personas lo usarán durante el día también.

¿Cuál es otra razón por la que no podemos ir a dormir por la noche? Es trabajo, vida, escuela, etc. Estrés. En nuestro mundo de hoy, nuestros niveles de estrés son a través del techo! El estrés puede causar dolores de cabeza, cambios de humor y condiciones de salud como cáncer, presión arterial alta o depresión. La gente ha comenzado a utilizar CBD para ayudar a combatir estos factores estresantes en la vida. Estudios recientes han demostrado que el CBD ayuda a conseguir nuestros receptores de estrés en un lugar mucho mejor. Puede ayudar con nuestras funciones cognitivas y ayudar a nuestrocerebro a responder a situaciones estresantes de una manera completamente diferente! Esta es otra razón por la que la gente ha comenzado a utilizar CBD para ayudarles a combatir el insomnio.

Hay muchos tipos de aceites CBD ubicados en la web que pueden ayudarle a encontrar algún alivio de su insomnio. Hay maneras de determinar si es un buen aceite o si usted debe elegir otra marca. Es importante asegurarse de que el CBD que elija no esté lleno de productos químicos. Hay muchas marcas orgánicas que harán el truco igual de bien. Si encuentras un aceite de CBD que es barato, lo más probable es que no sea la mejor calidad. Estos no incluirán marcas orgánicas, por lo que debe estar preparado para gastar más en un producto CBD de buena calidad. Con CBD, el dicho es cierto: "obtienes lo que pagas".

Debe asegurarse de que el CBD ha sido probado en un laboratorio. Si la empresa no puede proporcionar certificados de autenticidad que el producto que está comprando es probablemente de muy mala calidad. Los resultados de las pruebas de laboratorio deben ser públicos y si la empresa los mantiene confidenciales, pase a otra empresa. Cuando usted compra CBD en línea, es difícil decir lo que va a funcionar para usted y lo que no. Encontrar el producto adecuado es importante porque está gastando su dinero. Si el contenido del CDB no se verifica en los certificados de autenticidad, elija otra empresa. Hay un número muy alto de productos CBD que no tienen contenido verificado de los ingredientes en él.

Aquí hay algunos tipos de CBD que puede utilizar para ayudarle a encontrar algún alivio de la ansiedad, estrés, depresión, y el insomnio. Gotas de CBD vienen en algunas dosis diferentes. Se encuentran en 500 mg y 1,000 mg. Estas gotas son generalmente sin sabor y son gotas de CBD puro. Asegúrese de leer la etiqueta porque algunas empresas tratarán de encajar otros ingredientes en las gotas para ahorrar en costos. Siempre es importante comprobar la pureza de estos productos.

Hay algunos comestibles que usted puede conseguir que no sólo contienen CBD, sino que también contienen melatonina para ayudarle a dormir mejor por la noche. Estos comestibles se han hecho, especialmente para aquellos que sufren de trastornos del sueño. Muchos de estos comestibles están hechos con aceite de coco, junto con el CBD. Cápsulas de CBD son buenos para usar, así. Hay muchas empresas que hacen cápsulas veganas de CBD que tienen alrededor de 10 mg de CBD en cada una. Hay botellas de diferentes tamaños que se pueden comprar con el fin de encontrar su camino para dormir mejor.

Mientras que algunos estudios todavía están buscando en los beneficios de CBD en el insomnio, aquellos que lo han probado tienen mucho que compartir sobre el tema. Se ha demostrado para ayudar a reducir el estrés y la ansiedad y esas son dos de las principales razones que las personas desarrollan trastornos del sueño. Si estás listo para probar algo nuevo, CBD es una alternativa muy natural a los somníferos o medicamentos recetados.

Consejos de meditación y relajación

Cuando escuchas la palabra meditación, ¿qué viene a la mente? Para muchas personas es simplemente sentarse tranquilamente con los ojos cerrados y estar tranquilo para que pueda encontrar su punto de relajación que le lleva a dormir. La meditación se utiliza en muchas culturas por diferentes razones. Algunos enfermos de insomnio eligen la meditación porque es una de las cosas más seguras que puedes hacer por ti mismo. Si quieres una forma totalmente natural de encontrar el sueño, ¡esta es la manera de hacerlo!

La meditación también tiene muchos otros beneficios para la salud. La meditación te ayuda a calmar tu mente y tu cuerpo. Puede ayudarte a reducir la presión arterial, aliviar los dolores que tienes y encontrar alivio de la ansiedad y la depresión. Por último, el uso de la meditación es tan fácil como puede ser! ¡No tienes que tener dinero para hacerlo, porque es gratis! Puedes practicarlo en cualquier lugar que te sientas cómodo y sentir que es lo suficientemente silencioso como para que concentres tu energía en él. Hay muchas maneras de hacerlo, así que aquí está el desglose básico de lo que necesita hacer para meditar correctamente.

En la meditación, puedes sentarte o acostarte. Depende de ti. Encuentra un lugar muy cómodo para hacer esto. Cierra los ojos y empieza a respirar lenta y profundamente. Asegúrese de que cuando esté respirando, esté eligiendo enfocar su energía en sus respiraciones. Presta atención a cómo te sientes cuando inhalas y cuando exhalas. Esto puede ser difícil al principio y usted encontrará su mente empezando a ir a diferentes lugares. Esto es normal, así que no te preocupes. Una vez que hayas encontrado el ritmo perfecto de seguir tus respiraciones y enfocarte en eso, serás bueno. Esto debería tomarte unos cinco minutos para llegar completamente a tu enfoque principal.

¿Cómo nos ayuda la meditación con nuestro insomnio? La meditación nos ayuda a encontrar nuestra calma interior. Aquí es cuando podemos encontrar una manera de liberar los sentimientos negativos que estamos teniendo. Cuando practicamos la meditación diariamente, podemos ayudar a regular nuestras emociones y a reducir la presión arterial y disminuir los signos de depresión. La mediación es popular porque es conocida por ayudarnos a conseguir una noche de sueño mucho más profundo con ondas REM muy altas. La meditación puede hacer mucho por nosotros incluso aumentando la cantidad de melatonina en nuestros cerebros. La melatonina es importante para conseguir una buena noche de sueño y la meditación es la forma más natural de conseguirlo!

Al meditar, a algunas personas les gusta decir un mantra mientras respiran. También hay muchos podcasts de meditación y sitios en línea a los que puedes recurrir para obtener ayuda con tu meditación. Una de ellas es una meditación guiada del líder de la atención plena, Deepak Chopra. Tiene una meditación muy fácil de 12 minutos en línea que puede ayudarle a encontrar un sueño profundo. Esta meditación se encuentra aquí https://soundcloud.com/user-44652286/sleep-deeper y le ayudará a comenzar sus prácticas de meditación. Hay otra serie de meditaciones llamadas "Rest" de Thich Nhat Hanh, que también es un gurú en el mundo de la atención plena. Puedes encontrar esa serie aquí https://soundcloud.com/user-44652286/sets/rest. Si usted está buscando en YouTube para algunas meditaciones guiadas, hay bastantes. Algunos de ellos tendrán insomnio y dormir en el título y estos serán su mejor opción para ayudarle a encontrar un mejor sueño por la noche.

Otro tipo de meditación se llama barajado cognitivo. Muchas personas se refieren a esto como la forma actualizada de contar ovejas. Aquí es cómo lo haces:

- Entra en tu cama.

- Piense en una palabra muy emocionalmente neutral que es fácil, pero al menos cinco letras de longitud. (¿Qué tal fideos?)

- Una vez que haya seleccionado su palabra, deletree en su cabeza.

- Entonces, piensa en cada letra de esa palabra. Para cada letra, piensa en otra palabra que comience con esa letra e imagine ese elemento en tu cabeza.

- Siga repitiendo este paso hasta que se haya quedado sin palabras.

- Una vez que hayas hecho esto durante unos minutos, puedes desmayarte o comenzar a sentirte muy somnoliento, lo que te lleva a dormir.

¿Por qué no elegir un mantra para cantar mientras meditas? A muchos de nosotros que meditamos a menudo nos resulta útil cantar. Un mantra para usar es Sa Ta Na Ma. Decir estos cinco sonidos una y otra vez puede hacer un mundo de diferencia en su próxima meditación. Todos estos sonidos tienen significado. El Saa significa infinito, taa significa vida, naa significa transformación, y maa significa renacimiento. Una vez que comiences a cantar este mantra, comenzarás a sentir un gran alivio. Se sentirá como si un peso se ha levantado completamente de los hombros.

Otro mantra que puedes probar es que soy Calma, Soy Luz. Este es en realidad un mantra que Lady Gaga ha estado haciendo por su ansiedad e insomnio. Puedes decir, "Mi mente está tranquila y yo estoy relajado." Este mantra te hará sentir como si estuvieras dejando atrás tu ansiedad y te ayudará a dormir mucho más fácil. Usa este mantra siempre que sientas que tu ansiedad también se está quemando. ¡Esta es una buena para usar cuando tu carga de trabajo también te está estresando! Este es uno de esos mantras para básicamente decirte a ti mismo que no estás definido como tu ansiedad o tu insomnio. Esta es la razón por la que nos gusta tanto.

Si usted está interesado en hablar de sí mismo para dormir, hay maneras de hacer esto también. La mayoría de la gente te ve hablando contigo mismo y pueden pensar que estás loco. Es un hecho probado que aquellos que hablan consigo mismos son considerados más inteligentes que aquellos que no lo hacen. Dicho esto, ¿por qué no hablas para dormir? No puede hacer daño intentarlo, ¿verdad? Cuando usted está tratando de dormir, ¿por qué no decirse algunas palabras inspiradoras en lugar de mirar el reloj. Dígase a sí mismo que está tranquilo y relajado. Cuéntanos una historia o incluso encuentra los aspectos positivos que ocurrieron en tu día. Hay muchos sitios web que promueven la conversación positiva y el insomnio libre es uno de esos.

Las aplicaciones de meditación también son muy útiles para aquellos que tienen dificultades para encontrar el sueño. Uno de los más populares se llama Insight Timer. Esta aplicación permite al oyente elegir entre una variedad de diferentes meditaciones guiadas. Puede establecer un temporizador en cuáles le gustaría probar y el tipo de meditación que desea hacer. YogaGlo es otra aplicación de meditación que puedes probar para el insomnio. Hay gurús de bienestar de renombre mundial en esta aplicación que se puede elegir. También puede elegir los puntos focales. Esta aplicación también le ayudará a lograr sus objetivos de meditación. Headspace es otra aplicación de meditación popular que tiene mini-meditaciones, sonidos de sueño, e incluso meditaciones para los niños.

No olvides que hay podcasts de meditación que también puedes probar. Algunos de los mejores podcasts son los siguientes: The Mindful Minute, Meditation Minis, Daily Meditation Podcast, The Sleep Meditation Podcast, Meditation in the City, Meditation Oasis, The Mindful Podcast y Tara Brach. Recuerda que estos podcasts funcionan bien para nosotros porque la gente real los aloja. Pueden relacionarse con lo que estás pasando con tu estrés, ansiedad y, lo más importante, con tu insomnio.

La meditación es algo interesante porque algunas personas lo harán todos los días, mientras que otros sólo lo harán para ayudar a su estrés, ansiedad o insomnio y una vez que eso se ha ido, se detienen. Elegir la meditación adecuada para ti depende de ti. Pero necesitas seguir con eso. Es muy parecido a hacer ejercicio, una vez que pierdes peso, ¡todavía deberías seguir adelante con él!

El yoga es otra gran manera de ayudar a poner fin a tu insomnio. El yoga también utilizó meditación y otras técnicas de relajación que ayudan a calmar su mente, cuerpo y espíritu. El yoga ayuda a reducir tus niveles de estrés y a aliviar la tensión en tu cuerpo. Es calmante y es una manera natural de ayudar a encontrar un mejor sueño. Hay muchas posando que puedes hacer mientras meditas para hacer que tu insomnio desaparezca en poco tiempo. ¡Pero sólo tienes que seguir haciéndolo! Hacer yoga por la noche parece ser la mejor manera de ayudar con su insomnio y ciclos de sueño. Si no puedes ir a clase, siempre puedes hacer algunas poses en casa.

El Standing Forward Bend es una de las poses más populares en el yoga para ayudar con el insomnio. Usted se levantará y sus pies necesitan estar a unas cinco o seis pulgadas de distancia. Asegúrese de que el área del torso esté doblada al suelo y de que esté doblando los brazos. Cuando te agaches, toma los brazos y mueve la mano opuesta al codo opuesto. Esta postura también puede ayudarte a encontrar alivio de las migrañas. Puedes doblar las rodillas si sientes demasiada tensión.

El Plow Pose es otra pose de yoga conocida por ayudar con el insomnio. Este puede ser difícil para los principiantes porque necesita permanecer en él durante unos cinco minutos. En esta pose, recostácese en la espalda, levante las piernas para que estén sobre la cabeza y, a continuación, mueva los brazos hacia donde estén perpendiculares a las piernas. El flujo sanguíneo en su cuerpo cambiará y su cuerpo comenzará a tener una nueva vitalidad a ella!

Piernas sobre la pared es ideal para estirar todo el cuerpo y para ayudar a combatir el insomnio. Esta es una pose muy fácil y usted será capaz de disfrutar de la sensación de todo su cuerpo que se estira. Retérese en la espalda y ponga las piernas en la pared. Extiende los brazos y comienza a respirar profundamente. Lo mejor es mantener esta pose durante cinco minutos o más. Muchas personas han notado que se sienten extremadamente cansados una vez que su cuerpo se estira por completo. Esto puede ayudarle a desmayarse muy rápidamente. Esto también ayuda a la sangre en nuestro cuerpo a moverse a nuestro corazón y esto ha demostrado tener un efecto muy calmante.

Corpse Pose puede sonar como algo de una película de terror, pero en última instancia puede ayudarle a dormirse. En esta pose, acostácese como si estuviera durmiendo. Recostácense de espaldas con los brazos a los lados. Cierra los ojos y empieza a concentrarte en la respiración y el cuerpo. Trate de dejar ir su día y las cosas negativas que sucedieron. Trae pensamientos más positivos a tu mente y respira profundamente. Esto debería hacerte sentir mejor y deberías ser capaz de encontrar alivio de tu insomnio.

La meditación y el yoga traen formas de relajarse y dormirse. ¿Sabías que en realidad hay otras formas de relajarse? Aquí hay algunas grandes maneras de que finalmente se puede encontrar alivio del insomnio con sólo relajarse. Su dormitorio tiene mucho que ver con por qué no puede relajarse y dormir. Usted necesita asegurarse de que su dormitorio está preparado para dormir. Mantenga la habitación más fresca que las otras habitaciones de su casa. Se ha demostrado que dormir cuando estás fresco es la mejor manera de dormir bien por la noche. Tenga en cuenta que si hace demasiado frío o demasiado caliente, usted se levantará en medio de la noche para ajustar el calor y que hará que su ciclo de sueño pobre. Lo mejor es no tratar de dormir con la televisión encendida. Esto no es más que una distracción, al igual que sus dispositivos electrónicos. Comprar algunas cortinas más gruesas también para que pueda bloquear toda la luz desde el exterior y ayudar a bloquear los sonidos desde el exterior.

El último paso para conseguir su dormitorio todo listo para dormir es tener las almohadas y el colchón adecuados. Es necesario elegir un colchón con su posición de dormir en mente. Muchas personas aman un colchón firme porque no puedes sentir que tu pareja se mueve por la noche y eso puede hacer que te quedes despierto toda la noche. Tenga en cuenta que su cama y su dormitorio son para dormir. Comer en tu habitación o ver la televisión en tu habitación comienza a entrenar tu cerebro para pensar que puedes hacer todo en la cama y no dormir. Este es un detonante definitivo para el insomnio.

¿Piensas y te preocupas por lo que tienes que hacer mañana mientras intentas dormir? Si lo hace, debe llevar un cuaderno en su mestón de noche. Toma un bolígrafo y escribe todas las cosas que tienes en la cabeza antes de acostarte. Haz esto aproximadamente una hora antes de intentar dormir para que esté fuera de tu mente hasta que te despiertes. Pensar en todas las cosas que tienes que hacer al día siguiente puede hacer que sobrecargues tu cerebro. Esta es una causa gigante para el insomnio.

Elegir el aperitivo justo antes de acostarse también puede ayudarte a dormir mejor. No es la mejor opción para comer antes de acostarse, pero si necesita un pequeño aperitivo, los arándanos, los plátanos y el yogur bajo en grasa son buenas opciones. Pueden darle calcio, magnesio y triptófano por la noche y estos le ayudarán a dormir bien. También puedes probar algunos tés que te ayudarán a conseguir tus z.

Té

Los tés se han vuelto cada vez más populares para el insomnio. Cuando lo piensas, todos en el mundo beben té. De hecho, es la bebida más popular en el mundo. Lo maravilloso de los tés antes de acostarse es que no contienen cafeína y pueden ayudar a calmarte en tan solo unos minutos. Hay muchos tés que pueden ayudarte a combatir tu insomnio.

Té de valeriana está lleno de antioxidantes y es popular por ser un muy fuerte, sedante natural. También ayuda a aumentar la calidad de su sueño. Raíz de valeriana es poderosa en ayudar a reducir el tiempo que se tarda en dormirse. Para aquellos que sufren de dolor intenso, insomnio, y la ansiedad, beber té de valeriana es su mejor apuesta! Si bebes este té por unas noches antes de acostarte, empezarás a ver algunos buenos resultados. Es importante tener en cuenta que el té de valeriana puede ser muy adictivo y también puede interferir con los medicamentos, por lo que es mejor consultar con su médico antes de beberlo para dormir.

Otro té popular antes de acostarse es el té de manzanilla. Se ha utilizado durante décadas para combatir la ansiedad, estrés, y el insomnio. Esta es la razón por la que se ha vuelto tan popular entre aquellos que buscan la forma totalmente natural de la curación. Puede ayudar a que el insomnio desaparezca y también puede ayudar con malestar estomacal. Una vez que lo bebas, ayudará a todo tu cuerpo a relajarse, junto con tu mente. Algunas personas dicen que es como un sedante suave.

Usted se sorprenderá mucho al enterarse de té de catnip. Su gato puede amarlo, pero ahora usted puede cobrar sus beneficios. La mayoría de la gente lo conoce como parte de la familia de la menta y se ha utilizado en el mundo culinario durante muchos años. Hay un compuesto en el té que ayuda a promover la somnolencia y la relajación. Con estos efectos increíbles, usted estará durmiendo en ningún momento, al igual que su gato!

Probablemente has visto té de tiempo somnoliento en la tienda de comestibles. Esta es una marca muy popular de tés y todos son bastante similares. Están hechos de ingredientes que ayudan a promover la somnolencia. Muchos de ellos incluyen manzanilla y raíz de valeriana en sus ingredientes. La combinación de estos ingredientes le tendrá en tierra de ensueño en ningún momento en absoluto.

Delicioso té de flores de pasión es otro té que ayuda a calmar la ansiedad. Si eres de esas personas que se obsesionan con las cosas toda la noche, este es el té perfecto para ti. Las flores de pasión tienen beneficios contra la ansiedad, por lo que los médicos para los pacientes a menudo recomiendan este té con alta ansiedad. Los productos químicos en este té pueden ayudar a calmar el sistema nervioso y esto hace que te canses muy solo unos minutos después de beber este té.

Té de bálsamo de limón es otro té popular para combatir el insomnio. Este es otro té muy potente que puede calmar su mente casi minutos después de beber este té. Mejora su sueño y le ayuda a obtener algunos de los mejores sueño que haya tenido! También ayuda a calmar su ansiedad y detener la indigestión, que también puede mantenerse despierto por la noche.

Cuando se buscan remedios más naturales para ayudar a combatir el insomnio, los tés funcionan muy bien. También hay muchos suplementos naturales que pueden ayudarle a encontrar el sueño que necesita una vez más. Los curanderos holísticos a menudo los recomiendan porque no son adictivos como los medicamentos contra el insomnio. También tienen menos efectos secundarios que los medicamentos de venta libre para dormir.

Suplementos

Aquí están algunos de nuestros suplementos naturales favoritos para combatir el insomnio.

La melatonina es probablemente el suplemento natural recomendado número uno para dormir. Nuestros cuerpos ya producen melatonina naturalmente, pero si su cuerpo no produce lo suficiente, usted puede estar perdiendo el sueño sobre él. Si usted está sufriendo de jet lag u otras razones para el insomnio, melatonina puede ser una buena opción para ayudarle. La melatonina ayuda a mejorar la calidad de su sueño. Esto es bueno para aquellos con otros tipos de trastornos del sueño, así. La melatonina se debe utilizar sólo por un corto tiempo y si usted tiene sueños vívidos como es, Esto probablemente no es una buena opción para usted. Aquellos con sueños vívidos o lúcidos se han quejado de que sus sueños se vuelven aún más locos cuando toman melatonina para ayudarles a dormir.

Raíz de valeriana se puede tomar por vía oral con el fin de ayudar a combatir el insomnio. Se utiliza en muchos tés y se puede tomar en forma de tintura o cápsula. Esta hierba ayuda a promover un horario de sueño regular y alivia la ansiedad. También puede ayudar a que la calidad del sueño vuelva a la normalidad y es posible que observes que también disminuye la frecuencia cardíaca.

El magnesio es otro suplemento que puede tomar para el insomnio. El magnesio también se utiliza para ayudar a las personas a encontrar alivio de sus migrañas graves. Puede ayudar con las funciones cerebrales, funciones del corazón, y ayuda a calmar su mente. Esta es la razón por la que te ayuda a dormirte mucho más fácil. Los estudios muestran que le ayuda a relajarse porque ayuda con la producción de melatonina. Si usted no ha notado, producción de melatonina es clave para dormirse de manera oportuna. El magnesio también ayuda a su cuerpo a construir su ciclo sueño-vigilia y esto puede ser una gran parte de dormirse fácilmente y dormir completamente durante la noche.

La glicina es un aminoácido que puede tomar como un suplemento para mejorar su sueño. Puede ayudar a que la temperatura corporal baje cuando toma, generalmente antes de acostarse. Cuando la temperatura corporal se enfríe, puedes empezar a relajarte mejor y relajarte. Aquellos que lo han tomado parecían estar mucho menos fatigados cuando se despertaron al día siguiente. Informaron sentirse lúcidos y peppy. La glicina se encuentra en muchos alimentos como caldo de hueso, carne, huevos, frijoles, espinacas, col rizada, plátanos y kiwis.

Gingko Biloba es otro suplemento que la gente ha tratado de ayudar a combatir el insomnio. La mayoría de la gente lo sabe porque se ha demostrado para ayudar a la memoria, pero también puede ayudarle a dormir mucho mejor por la noche. ¿Cómo funciona? Gingko ayuda a reducir su ansiedad, que muchos de nosotros sentimos más a la hora de acostarse. Si su cerebro está corriendo y simplemente no se detiene, tratar de incorporar este suplemento en su rutina de acostarse. Tome Gingko una hora antes de acostarse y pronto, usted comenzará a sentirse más relajado y su mente dejará de correr como loco!

Otro suplemento que usted puede querer tratar de ayudarle a luchar contra su insomnio es 5-HTP. Esto también se conoce como 5-Hidroxitriptófano y ya es hecho naturalmente por nuestros cuerpos. Te ayuda a hacer más serotonina y eso puede ayudarte a estar menos ansioso y dormir mejor. Al aumentar los niveles de su serotonina, también puede combatir la depresión en su vida. Este suplemento ha sido recomendado durante muchos años por los médicos para aquellos pacientes que no quieren depender de antidepresivos o medicamentos contra la ansiedad.

L-Teanina es un gran suplemento que realmente se puede añadir al té que bebes. Es un aminoácido que puede ayudarte a relajarte y reducir la cantidad de estrés que sientes a diario. La única caída de este suplemento es que no tiene ninguna propiedades sedantes, pero le ayudará a sentirse tranquilo y sus nervios le permitirá conseguir una buena noche de sueño.

Por último, hay CBD que puede ayudarle a dormir. Ha habido mucho escrutinio con cbd últimamente, pero es prácticamente legal en casi todas partes en los Estados Unidos y bastantes países. ¿Qué es CBD? Muchas personas tienen miedo de probarlo debido a su vínculo con la marihuana y el THC. Lo bueno del CBD es que no tiene NINGÚN THC y tiene algunos beneficios que inducen el sueño que pueden ayudarte a combatir tu insomnio. No es psicoactivo y no sentirás nada fuera de lo común cuando empieces a usarlo para tu insomnio. En realidad se ha utilizado durante siglos para ayudar con el insomnio y las náuseas. Tiene un efecto muy calmante y ayuda a reducir su ansiedad. Con la ansiedad baja, usted será capaz de dormir mucho mejor por la noche y su insomnio será una cosa del pasado.

Cuando se trata de tés, aceites esenciales y suplementos, depende de usted cuál desea elegir para que duerma mejor por la noche. Hay muchas otras maneras en que puedes dormir más por la noche. Otras formas son haciendo ejercicio. El yoga parece un ejercicio que te ayudará, pero hay muchos más que puedes probar. Estos son algunos de los ejemplos de ejercicio que puede hacer para ayudar a combatir su insomnio.

Los ejercicios de peso corporal son fáciles de hacer y te ayudarán a dormir mejor por la noche. Cuando haces estos ejercicios, tu temperatura corporal aumentará porque estás trabajando tus músculos y cuerpo mucho más de lo habitual. Cuando te refrescas de los ejercicios, tu cuerpo comenzará a calmarse y a relajarse. Esto es lo que hace que te duermas mucho más rápido. Entonces, ¿cuáles son estos ejercicios misteriosos? En realidad pueden ser una serie de cosas. Usted puede hacer un conjunto de 15 a 20 crujidos o sentarse completa aproximadamente una hora antes de acostarse. Asegúrate de concentrarte en tu respiración, al igual que en la meditación. Si sientes que necesitas hacer 100 o más de estos ejercicios, ¡no lo hagas! Ve despacio para que tu cuerpo se ajuste a estos ejercicios y puedas concentrarte en tu insomnio y dormir mejor por la noche.

Ejercicios

Otra forma de dormir mejor haciendo ejercicios es haciendo ejercicios cardiovasculares y aeróbicos diariamente. Los mejores tipos de actividades a realizar son aquellas que hacen que la sangre fluya y su frecuencia cardíaca. Puedes ir a correr, caminar rápido o ir a nadar. Todo lo que necesita es unos 10 minutos al día o hasta 150 minutos cada semana. Su cuerpo comenzará a acostumbrarse a estas sesiones de ejercicio y pronto sus ciclos de sueño cambiarán. Todo esto ayudará a combatir su insomnio y usted comenzará a ver que usted está mejorando el sueño y usted comenzará a sentirse mejor en ningún momento en absoluto.

Si el ejercicio no te ayuda, la mejor manera de dormir es buscando terapia. Uno de los mejores tipos de terapia que puedes obtener para el insomnio se llama Terapia Cognitiva Conductual. También puedes encontrar un consejero que te acompañe a través de las razones por las que tienes insomnio y que puedan llegar a la raíz de tus problemas. Nos centraremos más en la TCC en los capítulos futuros.

Esperamos que pueda encontrar la manera correcta de luchar contra su insomnio. Si ninguna de estas técnicas parece funcionar, busque más tCC y es posible que tenga que consultar a su médico también. Con un poco de ayuda de ellos, usted será capaz de identificar de dónde viene su insomnio y lo que lo está desencadenando.

Capítulo 6

Efectos de la depresión en los ciclos del sueño

¿Si sufres de insomnio y depresión? ¿Acabas de sufrir de depresión? Si usted tiene depresión, su ciclo de sueño podría estar sufriendo mucho. ¿Qué causa el cambio de su ciclo de sueño por la depresión? Si no duermes mucho o duermes demasiado, tu depresión podría estar cambiando todo. Cuando nos sentimos deprimidos, nuestras mentes nos llevan a diferentes lugares. Algunos de nosotros queremos dormir todo el día y toda la noche, mientras que otros se acostarán en la cama toda la noche pensando en la vida y generalmente no en las cosas más felices.

¿Qué es la depresión y cuáles son los signos de la misma? Si sufres de depresión, sabes lo que se siente. Si no está seguro, hay señales para saber si está deprimido. Si te sientes desesperado o tristeza que simplemente no desaparece, es posible que estés deprimido. Signos como pensamientos de muerte o suicidio, niveles bajos de energía, problemas con la concentración, bajo deseo sexual, baja autoestima, sueño excesivo durante el día, y el insomnio son todos los efectos de la depresión. La depresión puede conducir a trastornos del sueño y estos trastornos pueden conducir a cosas como pensamientos de suicidio y otros problemas de salud.

La depresión extrema es uno de los factores de riesgo de insomnio u otro trastorno del sueño. Cuando sientas este tipo de depresión, no podrás encontrar ningún placer o felicidad en tu vida pase lo que pase. Aquí es donde las personas comienzan a dormir mucho o tienen una tendencia a no dormir en absoluto. Esto es lo que puede causar somnolencia diurna extrema y esto puede causar que su trabajo o la carga escolar sufran. Otro tipo de depresión se llama distimia. Este tipo de depresión es una forma leve. Esto se asocia a menudo con hipersomnia y sueño fragmentado. Los síntomas de este tipo de depresión duran más, pero son menos.

¿Qué es la hipersomnia? La hipersomnia es otra forma de decir somnolencia extrema. Esto es cuando tienes problemas para mantenerte despierto durante el día. Esto es muy parecido a la narcolepsia porque el enfermo básicamente puede dormirse en cualquier momento. Pueden dormirse en el trabajo, en la escuela e incluso al volante. La falta de energía y los problemas para pensar racionalmente también son síntomas de hipersomnia. El insomnio, la narcolepsia, ser obeso, el abuso de alcohol y drogas, e incluso la genética causan hipersomnia.

El trastorno bipolar es otro tipo de depresión que a menudo se asocia con el insomnio. El trastorno bipolar tiene altículos y bajos extremos y hace que las personas se sientan muy enérgidas o siempre están cansadas. Estos síntomas pueden ser culpados por insomnio u otros trastornos del sueño. El trastorno afectivo estacional es otro tipo de depresión, pero esta es estacional. A menudo veremos a las personas durante los meses fríos y grises se ven afectados por esto. Puede alterar sus estados de ánimo y hacer que se sienta extremadamente cansado y extremadamente triste o ansioso. La razón por la que las personas se ven afectadas por el Trastorno Afectivo Estacional es los cambios en la cantidad de luz solar que están recibiendo. También puede ser causada por cambios en el ritmo circadiano. No importa qué razón sea, puede hacer que sus patrones de sueño cambien y causar insomnio severo o dormir en exceso.

Hay muchas personas que están en riesgo de depresión y los trastornos del sueño que van junto con ella. Básicamente, cualquiera puede desarrollar depresión. Los estudios han demostrado que las mujeres en sus años de mediana edad son más propensas a desarrollarlo que nadie. Los cambios hormonales también tienen mucho que ver con esto. Cuando comiences a desarrollar problemas de sueño, junto con tu depresión, notarás que es increíblemente difícil superarlos a ambos al mismo tiempo. De hecho, la depresión generalmente empeorará si tienes un trastorno del sueño para rematar. La privación del sueño hace que nuestras emociones se vuelvan locas y esto no ayudará a su depresión un poco.

Cuando usted está recibiendo sueño irregular, su estado de ánimo y los niveles de energía se cambiarán drásticamente. Para la mayoría de las personas que sufren de depresión u otros trastornos del estado de ánimo, puede ser difícil encontrar la energía para ir al trabajo o a la escuela. Es difícil hacer frente a este tipo de montaña rusa emocional y es por eso que muchas personas entrarán en reclusión y dormirán en horas impares. La soledad seguirá asentada hasta que todo lo que esa persona pueda hacer se apoderen. Esto es cuando extraños patrones de sueño comenzarán a ocurrir y lo más probable es que también desarrollen insomnio. La falta de sueño aumentará las posibilidades de enfermedades mentales y depresión. Entonces la depresión puede causar insomnio o hipersomnia. Es un círculo vicioso de cualquier manera que lo mires.

Hay algunos grandes tratamientos naturales para los trastornos del sueño relacionados con la depresión y ya hemos cubierto la mayoría de ellos aquí. Sin embargo, podemos añadir a esa lista. Llevar un diario del sueño es una gran manera de ayudar con la depresión y el insomnio. Si usted es capaz de escribir sus pensamientos durante unas dos semanas, usted será capaz de ver justo lo que le está sucediendo. Anota el estado de ánimo que sientes cuando te vas a la cama. Si te despiertas, escribe sobre tus sueños. Si usted está teniendo insomnio, escriba acerca de lo que está en su mente y por qué le está haciendo incapaz de dormirse. Esta es una gran manera de obtener sus pensamientos en el papel y comenzar su proceso de curación.

Hágase quedarse con un horario de sueño regular. Vete a la cama a la misma hora todas las noches. Esto incluye los fines de semana o los días que no vas a trabajar. Si estás acostumbrado a dormir cuando no estás trabajando, despierta temprano e intenta incorporar una siesta en tu día si puedes. De esa manera su cuerpo todavía estará acostumbrado a levantarse temprano, pero todavía tendrá más sueño si lo necesita. Trate de tener al menos siete a ocho horas de sueño cada noche y apéguese a este horario. Su cuerpo y mente necesitan una manera de ajustarse por lo que esto puede tomar un poco de tiempo, pero una vez que se mete en un horario de sueño; empezarás a sentirte mucho mejor.

El sol es clave para dormir más y luchar contra la depresión. La luz solar le ayuda a tener un ciclo normal de sueño-vigilia. Una vez que estés afuera y haciendo ejercicio, tu cuerpo y mente comenzarán a hacer algunos ajustes cruciales. Obtendrás un impulso de energía y te sentirás menos cansado. Esto es fundamental para las personas que sufren de Trastorno Afectivo Estacional. Si usted está constantemente en el clima gris o en la oscuridad, sus emociones y sueño sufrirán.

Hay algunas grandes maneras de hacerse sentir mejor naturalmente. Si usted siente que necesita ver a un especialista en busca de ayuda, es importante que lo haga. Su salud mental debe ser la preocupación número uno a medida que envejece y un profesional será capaz de guiarlo a través de los pasos que se necesitan para sentirse mejor.

Capítulo 7

Cuándo ver a un Médico

os trastornos del sueño pueden golpear a cualquiera de nosotros en cualquier momento. Lo más importante que debemos hacer es encontrar maneras de ayudar a encontrar alivio. Si usted no ha tenido suerte con los remedios naturales que hemos sugerido, puede ser el momento para que usted vea a un médico sobre sus hábitos de sueño.

Piensa en tu día en su conjunto. Cuando conduces, ¿empiezas a dormirte? ¿Tienes problemas para concentrarte en tu trabajo y otras tareas diarias? ¿Te duermes en medio del día en tu escritorio o en la escuela? ¿Tieneproblemas de tener problemas para realizar sus tareas diarias? ¿La gente te dice constantemente lo cansado que te ves? ¿Tienes problemas para recordar qué hacer cada día o dónde pones algo? ¿Te estás volviendo más lento en los procesos de las cosas en tu mente o en el trabajo? Si usted ha respondido sí a cualquiera de estas preguntas, es muy posible que sea hora de que usted vea a un profesional acerca de su trastorno del sueño.

Sin embargo, hay algunas cosas que debe recordar antes de ver a un médico. Tus hábitos de sueño podrían ser un trastorno del sueño, pero también podría ser otra cosa. Tu cuerpo podría estar tratando de decirte que algo más está mal. Esta es la razón por la que tenemos algunas cosas diferentes que puede hacer para determinar si es realmente un trastorno del sueño. Una de las cosas más fáciles para usted es mantenerse al día con su ciclo de sueño-vigilia. Esto podría significar el uso de una aplicación en su teléfono o simplemente escribirlo en un diario del sueño.

En un diario del sueño, es importante tener en cuenta cuando te vas a la cama cada noche y cuando te despiertas. Si te despiertas varias veces por la noche, toma nota de cada vez. Anota si fue un sueño que despertó o que necesitabas ir al baño. Estos detalles son muy importantes, pero pueden parecer pequeños para usted en ese momento. No te preocupes, significarán algo al final de tu lucha con insomnio u otro trastorno del sueño. Una vez que comience a prestar especial atención a sus patrones de sueño, usted comenzará a determinar si realmente necesita ver a un médico acerca de su trastorno del sueño o si hay algo más sucediendo en su cuerpo.

Los síntomas del insomnio no deben durar más de un mes. Si están dando vueltas por más tiempo, esa es una señal de que usted debe ir a ver a un médico. Este tipo de insomnio comenzará a molestar a sus actividades diarias y podría estar haciendo que su trabajo y la vida sufran mucho. Si te despiertas durante la noche y no puedes respirar o te encuentras jadeando por el aire, es posible que tengas apnea del sueño o algo peor. Esta es otra señal segura para ponerse en contacto con su médico inmediatamente.

Algunos tipos graves de insomnio pueden causar sensaciones muy dolorosas en las extremidades. Si las piernas o los brazos no se mueven cuando intentas despertar, esto se denomina parálisis del sueño. Esta es otra razón para ver a su médico. La acidez estomacal extrema podría mantenerte despierto por la noche y esta es otra razón para ver a tu médico. Cada vez que se está despertando y tiene dolor físico asociado a despertarse, necesita ver a su médico tan pronto como sea posible.

Cuando es el momento de ver a un médico, muchas personas no están seguras exactamente qué tipo de médico para ver para el insomnio. Hay muchos médicos que se especializan en trastornos del sueño, pero si no está seguro de por dónde empezar, vaya a su médico general. Aprenderán acerca de todos los síntomas que usted tiene y recopilarán información basada en eso. Si tienes problemas para respirar por la noche, podrán analizarte para detectar la apnea del sueño o revisar los pulmones y la garganta en busca de otros problemas respiratorios.

Si el médico cree que podrías estar sufriendo de más que un trastorno del sueño, se realizarán todo tipo de pruebas. Esto suena aterrador, pero están tratando de hacerse una idea de su estilo de vida y dieta para asegurarse de que usted está correctamente diagnosticado. Ellos harán pruebas para detectar diferentes tipos de cáncer y te harán algunas preguntas sobre la historia clínica familiar y los antecedentes de enfermedad mental.

Contactar con tu médico es importante cuando empiezas a tener problemas para dormir. Tus patrones de sueño pueden cambiar toda tu vida y horario de tu vida diaria. Es importante que reciba la ayuda que necesita y que tome algunas sugerencias de su médico. Formas naturales son la mejor manera de deshacerse de su insomnio, por lo que si usted está seguro de que las drogas no son el camino que desea ir, es clave para hacerles saber tan pronto como lo traen. No te enganches a los somníferos si eso no es lo que buscas para curar tu insomnio. Tómalo con calma y explícales todos los síntomas que tengas. Una vez que te hablen más al respecto, podrán ayudarte a averiguar finalmente si realmente es un trastorno del sueño que tienes o algo más.

Capítulo 8

Terapia Cognitiva Conductual
para el Insomnio

Uno de los tratamientos más conocidos para combatir el insomnio es la terapia cognitivo-conductual. Esto funciona mucho mejor que los somníferos y es completamente totalmente natural. ¿Qué es? ¿Cómo funciona? A veces se llama TCC-I y suele ser el primer tipo de tratamiento recomendado por los médicos. Sus médicos no quieren que usted esté tomando somníferos toda su vida, por lo que sugieren este tipo de tratamiento.

La TCC es un programa de tratamiento muy estructurado. Primero, comienza a identificar qué pensamientos te mantienen despierto por la noche. ¿Estás estresado en el trabajo o en la escuela? ¿Tu vida en casa está afectando cómo duermes? ¿Te está estresando el dinero? ¿La familia está causando tu estrés? Hay muchas preguntas que CBT planteará cuando comience. Para muchas personas que han pasado por un trauma, esto puede ser un poco desencadenante. Tenlo en cuenta cuando vayas a recibir tratamientos de TCC. La idea detrás de CBT es que puede ayudarle a determinar las razones de la sembrada profunda que usted está experimentando insomnio y llegar al fondo de todo.

La TCC funciona de varias maneras. Te ayudará a cambiar tu actitud que te mantiene despierto por la noche. ¿Qué significa eso? En realidad le ayudará a controlar o deshacerse de los pensamientos dañinos que le han estado manteniendo despierto por la noche. La TCC también te ayudará a cambiar los comportamientos en tu vida que están causando insomnio. Cada enfermo de insomnio tendrá diferentes tratamientos proporcionados por su médico para asegurarse de que finalmente tienen una buena noche de sueño.

Hay bastantes tipos de tratamiento cuando se trata de TCC. En primer lugar, aprenderá sobre la terapia de control de estímulo. En este método de tratamiento, usted será entrenado de una manera que le ayudará a tener una hora de acostarse establecida cada noche, incluso los fines de semana. También le enseñará a usar su cama para sólo dos cosas, sexo y dormir. Este método le mostrará cómo evitar ver la televisión en su cama y comer en la cama. Estos son dos estímulos que pueden causar insomnio severo y simplemente no son saludables para hacer alrededor de la hora de acostarse. También aprenderás que si no puedes dormir después de 20 minutos, lo mejor es caminar por la casa o tratar de leer en la sala de estar y no volver a la cama hasta que te sientas dormido.

La TCC también implica restricción del sueño. Cuando piensas en cómo te acuestas en la cama y nunca te duermes, este es el comienzo de un círculo vicioso. Este hábito conduce a dormir un poco por la noche y es por eso que CBT intenta romper este hábito.

La TCC te ayudará a ver que no necesitas estar en la cama si no estás durmiendo. La cantidad de tiempo que pasas en la cama cambiará cuando comiences este tipo de tratamiento. Cuando aprendas a pasar menos tiempo en la cama y a desarrollar nuevos patrones de sueño, verás que tu insomnio comenzará a mejorar. Su tiempo en la cama aumentará a medida que comience a ver cambios en su insomnio. Usted puede estar cansado los próximos días después de probar este tratamiento, pero valdrá la pena cuando vea lo bien que funciona para el insomnio!

La higiene del sueño puede sonar un poco divertida, pero cuando se utiliza en la TCC, ¡realmente puede ayudar a cambiar el insomnio! La higiene del sueño es un método que ayuda a cambiar tu estilo de vida y los hábitos que tienes a diario. Estos hábitos, nos guste o no, tienen mucha influencia en cuánto dormimos. Hábitos como beber cafeína tarde en la noche, fumar y no hacer ejercicio regularmente tienen alguna parte de por qué no estás durmiendo. Al cambiar estos hábitos, usted y su terapeuta pueden trabajar juntos para que puedan dormir más y tener un ciclo de sueño regular.

Donde duermes es igual de importante cuando duermes. Esta es la razón por la que CBT lleva su entorno de sueño un paso más allá. Aprenderás a hacer el ambiente para dormir más cómodo para librarte de tu insomnio. Aprenderás cómo hacer de tu dormitorio la temperatura perfecta y fresca y el tipo de iluminación que deberías usar. También aprenderá acerca de tener luces azules de dispositivos electrónicos y despertadores en su habitación. Consejo: ¡No te ayudan a dormir mejor! Por último, también aprenderá sobre los peligros de tener un televisor en su habitación.

A los terapeutas de TCC también les gusta centrarse en relajarse más. Hay un paso en la terapia llamada entrenamiento de relajación. Puede sonar tonto porque ¿quién necesita el entrenamiento para relajarse?! ¡Te sorprendería! Su mente puede estar tranquila, pero su cuerpo puede no, y viceversa. Es importante que ambos estén relajados cuando usted está tratando de ir a dormir. Si no lo están, usted puede estar sufriendo de insomnio. Aprenderás sobre los tipos de meditación para ayudarte a dormir y cómo relajar tu cuerpo y músculos para que puedas dormir mejor. Parte de relajar tu mente y cuerpo durante esta etapa va directamente a la siguiente que se transmite a estar pasivamente despierto. Esto es cuando decides no dormirte y tomar todos tus esfuerzos para hacerlo. ¿Cómo funciona esto en el insomnio? Si no te preocupa conciliar el sueño, lo más probable es que te duermas más rápido. Si estás acostado en la cama pensando en ello, es menos probable que te duermas. Así que piensa en lo mucho que te gusta estar despierto y entrena tu cerebro de esa manera. Lo más probable es que esto funcione para su beneficio y en lugar de estar estresado por no dormir; puedes engañar a tu cerebro para que se relaje y se duerma rápido.

La última etapa de la TCC se denomina biorretroalimentación. En esta etapa final de la TCC, es importante notar signos del cuerpo. Todos estos signos son biológicos e incluyen la frecuencia cardíaca y cualquier tensión en los músculos. Estos son importantes cuando se trata de sus hábitos de sueño por la noche. Con una frecuencia cardíaca más alta o más tensión muscular de lo habitual, probablemente no dormirá demasiado por la noche. La biorretroalimentación también puede medir cosas como las ondas cerebrales por la noche, la presión arterial y la temperatura corporal. Los somníferos tienen dispositivos especiales que pueden ayudarte a revisar estas cosas. Te enviarán a casa con un dispositivo de biorretroalimentación que puede ayudarte a registrar tus ciclos de sueño y patrones. Una vez que haya registrado esta información durante aproximadamente una semana, usted será capaz de tener una mejor idea de lo que está pasando con su insomnio.

CbT también puede ayudarle a utilizar imágenes guiadas. Esto suena igual que lo que crees que es. Puedes pensar en una historia y eres el personaje principal. Mantén esta historia en tu mente y cámbiala, añádela y haz nuevos personajes para encontrar en tu historia. Mantenga la historia lo más positiva y ligera posible. Piensa en lo que ves en tu mente en esta historia. ¿Ves nubes o un río? ¿Hueles flores o tocas rocas? Haz que tu historia sea lo más real posible. Mantén tu mente en tu historia y comenzarás a pensar más en esta historia y no en los factores estresantes en tu mente. Con una historia, dejarás de forzarte a sobredormir y tendrás todo el foco en tu historia. Aquí es cuando tu mente finalmente se ralentizará y podrás dormirte con poca ayuda.

¿Medicamentos o Terapia?

Es importante saber lo que quieres hacer para controlar o cambiar tu insomnio. Entendemos que esta es una elección personal, pero siempre sugerimos ir por la ruta más natural posible. Será mejor para su cuerpo a largo plazo. Muchos enfermos de insomnio eligen medicamentos porque es un alivio instantáneo para encontrar el sueño. Estos medicamentos pueden volverse adictivos y es posible que no puedas dejar de usarlos y encontrar el sueño por tu cuenta. La dependencia de estos medicamentos también puede causar algunos problemas de salud graves. Es por eso que es importante consultar a su médico antes de comenzar el tratamiento para el insomnio. Tienen muchas opciones para usted y le ayudarán a hacer lo que es mejor para usted.

Si usted tiene insomnio a largo plazo, CBT es la mejor opción para usted. Esta es también la mejor opción para usted si no desea volverse adicto a los medicamentos. No el cuerpo de todos puede adaptarse a los medicamentos, por lo que es importante probar primero los remedios naturales. La TCC puede no ser instantánea, pero una vez que comience a dormir mejor, estará muy feliz de haber elegido este plan de tratamiento. Los medicamentos no tratan los otros problemas cuando se trata de lo que está causando el insomnio. Si tienes serios factores estresantes en tu vida, los medicamentos solo te ayudarán por la noche, pero ¿qué pasa cuando estás despierto? Esta es la razón por la que la TCC ayuda a muchas personas cada año. Se necesita mucho trabajo y esfuerzo, pero a la larga, finalmente serás capaz de dormir y puedes averiguar cuál es realmente el mayor factor de estrés en tu vida.

Con la TCC, verá a su terapeuta del sueño cada semana. Tendrán diferentes sesiones donde podrás explicar lo que has estado haciendo para ayudarte a dormir mejor por la noche. Generalmente estas sesiones durarán hasta 8 semanas, dependiendo de cuánto tiempo haya estado sufriendo de insomnio.

¿Quién obtiene beneficios de TCC?

CBT es un programa que está hecho para el individuo. Esto significa que puede funcionar de manera diferente para todos. Lo más maravilloso de esto es que funciona y funciona naturalmente. La duración de su insomnio no importa cuando se trata de usar TCC como una manera de tratar su insomnio. Los especialistas en TCC quieren poner fin al insomnio y harán lo que puedan para ayudarle a dormir mejor por la noche. Este es un programa especializado que ayuda a cada persona de diversas maneras. El terapeuta te ayudará a alcanzar tus metas de sueño y a cambiar tus hábitos diarios para asegurarte de que duermes bien cada noche.

Este tipo de terapia puede ayudar a adultos y niños por igual. A muchos niños y adolescentes les gusta quedarse despiertos hasta tarde y sus horarios de sueño pueden convertirse en un problema grave. Las personas que sufren de pesadillas crónicas también pueden beneficiarse de la TCC. Para aquellos que sufren de sonambulismo o terrores nocturnos, también pueden beneficiarse de este tipo de terapia.

Encuentra a tu terapeuta cbT

La TCC es un tipo de terapia muy especializada que no todos los médicos pueden realizar. Es importante que encuentres al terapeuta adecuado si quieres encontrar una cura para tu insomnio. Hay un número limitado de terapeutas que se especializan en tCC y encontrar uno puede ser un poco difícil dependiendo de dónde vivas. El primer lugar es buscar es la Junta Americana de Medicina del Sueño. Si no puede encontrar un terapeuta cerca de usted, también puede consultar con los hospitales locales de su ciudad o ciudad. También hay terapeutas en las universidades que pueden ayudarte. Si no puede encontrar un terapeuta local de tCC, las opciones en línea también pueden ser una buena opción para usted.

Cómo funciona el CBT en línea

Hay muchos sitios web apareciendo por todas partes que pueden ayudarle a hacer CBT por su cuenta y a su propio ritmo en línea. Obtener terapia en línea para su insomnio le ayuda a averiguar cuáles son realmente sus problemas. Usted será capaz de afinar en las razones específicas que está perdiendo el sueño por la noche. Al igual que otros tipos de terapia, la TCC en línea te ayuda a encontrar las herramientas que te ayudarán a dormir mejor por la noche. Incluso pueden ayudarte a cambiar las rutinas y hábitos en tu vida que podrían estar creando tu insomnio. A diferencia de otras terapias, la TCC está muy estructurada y el terapeuta de TCC que elijas desarrolla esto. Esto se debe a que el enfoque está en tu vida ahora y no en una manera de pensar en cómo viviste en el pasado. CBT trabaja con el aquí y ahora para ayudarle a dormir mejor y tener una actitud mental positiva en su vida como lo es ahora.

El TCC en línea le ayuda a pensar de una manera nueva. Este tipo de terapia fue diseñada por primera vez para ayudar a los pacientes que tienen pensamientos horriblemente negativos todo el tiempo. Estos pensamientos pueden no ser lo que siempre están pensando, pero pueden aparecer automáticamente en sus mentes. Esto le pasa a más gente de lo que crees. La TCC permite al paciente darse cuenta del poder del pensamiento positivo y justo lo que puede hacer por el cerebro y el cuerpo. Parte de esta terapia también incluye que puedas anotar tus pensamientos negativos y mirarlos de una manera que pueda ayudarte a seguir adelante en la vida y con tus patrones de sueño. El poder del pensamiento positivo se destaca en este tipo de terapia y es igual de fácil hacerlo en línea cuando encuentras el sitio web perfecto para ti.

Cuando encuentres un sitio web de CBT en línea que te guste, también tendrás la oportunidad de desaprender las reacciones negativas que usas a diario. Ese es en realidad uno de los principales objetivos de este tipo de terapia; aprender a reaccionar ante situaciones y pensamientos de una manera nueva. Con los sitios de TCC en línea, usted tendrá la oportunidad de leer sobre este tipo de terapia y aprender usos prácticos en su vida cotidiana. La mayoría de los sitios tienen hojas de trabajo y puede crear un diario en línea de sus pensamientos por la noche y cuando se despierta por la mañana. Mantener un diario en línea es la forma más fácil para que su terapeuta vea lo que está pasando en su vida todos los días. Las herramientas que el sitio web le da le ayudarán a encontrar un terapeuta y a determinar el mejor plan de terapia para usted.

Una vez que haya encontrado un terapeuta en línea, aprenderá cómo mejorar todo su bienestar. Las hojas de trabajo y las lecturas le ayudarán a entender cosas como sus trampas de pensamiento y pensamientos y emociones negativas. Cuando llene las sábanas y registre sus pensamientos, su terapeuta se pondrá en contacto con usted tan pronto como pueda para ayudar a dirigir estos pensamientos y sentimientos. Ellos le darán algunos comentarios que le ayudarán a cambiar sus rutinas diarias. Tenga en cuenta que la mayoría de los terapeutas en línea solo están disponibles de lunes a viernes.

Un terapeuta en línea significa que también podráchatear en línea con ellos en un foro abierto. La mayoría de los sitios en línea tienen una aplicación que puede descargar en su teléfono. La mayoría de los chats tardarán unos 30 minutos y se pueden hacer en su descanso para el almuerzo. Si no tienes tiempo durante el día, también puedes dejar un mensaje a tu terapeuta si es urgente.

Por último, su terapia de TCC en línea puede tener características de yoga o meditación. Estas funciones de video te ayudarán a aprender a meditar y aclarar tus pensamientos. Una vez que haya encontrado una manera de hacer eso, usted estará bien en su camino a tener nada más que pensamientos positivos y ya no estará jugando el papel de la víctima en su vida. Hay videos específicos para su ansiedad, estrés y depresión. Una vez que haya terminado con los videos, tendrá algunas pruebas para tomar. Esto suena como una gran cantidad de tarea, pero vale la pena cuando se empieza a dormir mejor por la noche. Estas pruebas son una manera de realizar un seguimiento de todo el proceso de terapia y pueden ponerte en el camino correcto para hacerte sentir mejor y hacerte cargo de tu vida.

La mayoría de los programas de terapia de TCC en línea se pagan durante la semana o el mes. En realidad, hay muchas opciones cuando se trata de encontrar la terapia adecuada para usted. Una vez que reciba la ayuda que necesita, estará bien en su camino a dormir bien la noche y podrá cambiar toda su mentalidad. Esto es algo que te llevará en la vida durante años y puede hacer más por ti de lo que jamás imaginaste. Muchas personas no entienden lo grande que es este tipo de terapia, incluso si el insomnio no es su problema. La TCC ayuda a ayudarte realmente a sacudir la negatividad sin tener que tomar medicamentos para hacerlo.

Encontrar ayuda para el insomnio es muy importante y la TCC es una de las mejores maneras de aliviarse. Si está listo para dar los siguientes pasos para encontrar ayuda, ahora es el momento de hacerlo. Una vez que tengas la ayuda que necesitas, tu vida y tu sueño mejorarán. Puede tomar más tiempo del que pensabas, pero cuando hayas encontrado alivio, estarás muy agradecido a tus médicos o terapeutas que te hayan ayudado en el camino. Ahora es el momento de averiguar sus próximos pasos para que finalmente pueda tener una noche de sueño muy reparador.

Capítulo 9

Cómo Dormir Mejor

Si usted no ha notado ya, dormir lo suficiente es imperativo para nuestro bienestar. Cuando no estamos durmiendo la cantidad correcta, nuestras mentes y cuerpos sufren. Esta es la razón por la que es importante para usted encontrar el alivio que necesita de su insomnio. Si usted está luchando contra el insomnio, el uso de remedios naturales son la mejor manera de encontrar ayuda. Una vez que haya comenzado el tratamiento para el insomnio, hay muchas maneras de dormir mejor. Prueba estos pasos para permitir que tu cuerpo sane por sí solo y para dormir que necesitas cada noche.

Su higiene del sueño es muy importante. Hablamos de esto en capítulos anteriores, pero no podemos presionarlo lo suficiente. Su dormitorio debe convertirse en un ambiente que sea exclusivamente para dormir y tener relaciones sexuales. Si usted está comiendo en su dormitorio y viendo la televisión, puede distraerse muy fácilmente. Esta podría ser una de las razones por las que sufres de insomnio. Sus horas de sueño y vigilia deben ser las mismas todos los días y no debe beber cafeína por la tarde. Demasiada cafeína durante el día te mantendrá despierto por más tiempo del que crees.

Es posible que no te sientas despierto, pero tan pronto como te acuestes a dormir, tu cerebro comenzará a mostrar los signos del consumo de cafeína. Tener mascotas en tu dormitorio también puede ser una de las causas de tu insomnio. Trate de mantener a las mascotas en otra habitación si puede porque podrían estar causando que usted a resss y gire por la noche. Si tienes una computadora en tu habitación u otros dispositivos electrónicos, asegúrate de que estén apagadas. La luz de sus dispositivos podría estar diciéndole a su cerebro que es de día y tiempo para levantarse. Esto interrumpe su sueño y se mete con su ciclo de sueño-vigilia.

Un ritual antes de acostarse es importante cuando usted está tratando de encontrar algún alivio del insomnio. Todos sabemos que los niños se comportan mucho mejor cuando tienen rituales y rutinas, ¡pero los adultos también los necesitan! Un buen ritual previo a la cama puede ayudarte a dormir mucho mejor por la noche. Piensa en todas las cosas que haces por la noche. ¿Ves programas o películas con tu pareja o tus hijos? ¿Te gusta leer antes de acostarte o jugar a un videojuego? Todas estas son opciones que la gente tiene antes de acostarse. La idea es aprender a incorporar estos rituales en tu rutina para acostarte. Para el mejor ritual previo a la cama, tendrá que hacer algo que sea relajante para usted y no estimule demasiado su cerebro. Esta es la razón por la que la televisión y los videojuegos pueden no ser la mejor idea. ¿Cuáles son algunas buenas maneras de relajarse antes de acostarse? Tomar un baño caliente o tomar una taza de té sin cafeína puede hacer maravillas para la hora de acostarse. Estos son buenos rituales antes de acostarse porque pueden aumentar la temperatura corporal y eso hace que te quedes somnoliento. Una vez que estés en la cama, tu temperatura corporal caerá y estarás dormido en poco tiempo!

Una manera que muchas personas hacen frente al insomnio es bebiendo o el consumo excesivo de drogas. Esto puede ayudarte a conciliar el sueño, pero no te ayudará a dormir bien por la noche. Cuando el alcohol se metaboliza en su cuerpo, puede reducir la cantidad de sueño que se obtiene por la mitad. Esto puede hacer que te despiertes mucho por la noche para necesitar agua o ir al baño. También puede causar que revuelva y gire toda la noche debido a dolores de cabeza o náuseas. Beber alcohol antes de acostarse también puede causar que estés increíblemente cansado o colgado al día siguiente.

¿Tu trabajo te hace quedarte despierto toda la noche? Encontrar una separación entre los dos es muy importante. Si tienes trabajo que hacer en casa y todavía estás trabajando en él hasta altas horas de la noche, encuentra un punto de parada tan pronto como puedas. Esto es importante hacer al menos media hora antes de prepararse para la cama. Si no puedes desconectarte del trabajo, estarás pensando en ello toda la noche. Esta es una gran causa de insomnio. Si no sabe por dónde empezar con la desconexión, tome un pedazo de papel y haga una lista de tareas pendientes. Escribe dónde lo dejaste y lo que necesitas para terminar por la mañana. Despeja tu mente de los pensamientos del trabajo y deberías poder dormir bien por la noche. Si estás cansado, vete a la cama. Tu trabajo terminará sufriendo si estás demasiado cansado de todos modos.

Muchas personas que sufren de insomnio se acostarán en la cama y se preocupan por cualquier cosa y todo. Cuando de las preocupaciones más populares mientras la gente está en la cama es preocuparse por no dormir. Esto puede causar un nivel muy alto de angustia que puede hacer que no duermas en absoluto. Muchas personas se quedarán mirando el reloj y pensando en cómo los despedirán del trabajo, ya que estarán cansados al día siguiente. Es un círculo vicioso y CBT puede ayudarle a sacudir ese ciclo. Las creencias irracionales son la principal causa de insomnio para las personas que están catastrofizando. La única manera de curar este problema es dejar de preocuparse tanto a la hora de acostarse. Necesitas concentrarte en estar más relajado y concentrarte en tu respiración. Respira hondo y concéntrate en cómo se siente tu cuerpo cuando inhalas y luego exhalas. Concéntrate y esto te ayudará a dejar de pensar negativamente sobre tu sueño, tu trabajo, etc. Al relajar su mente y cuerpo, aprenderá cómo dormir bien todas las noches.

Otra forma en que las personas catastrophize por la noche es pensando en lo que otros piensan de ellos. Esto sucede mucho por la noche, especialmente cuando estás tratando de dormir. En el caso de no dormir lo suficiente, la gente puede pensar que sus compañeros de trabajo pueden pensar que están borrachos o colgados y es por eso que su desempeño en el trabajo está sufriendo. Esta es una manera horrible de estresarse y perder el sueño. Una vez más, trate de concentrarse en las cosas de su habitación que le hacen sentirse más relajado para que pueda dormirse lo suficiente para trabajar un día largo, lleno y productivo.

¿Te acuestas despierto en la cama y miras fijamente al techo? Una de las peores cosas que puedes hacer si no puedes dormir es quedarte en la habitación en la que estás. Sabemos que su habitación se supone que es su espacio seguro, pero si usted ha estado saqueando y girando durante más de 20 minutos, es el momento de encontrar un nuevo espacio seguro para tratar de dormir. Ve a la otra habitación que consideraste un espacio seguro. Podría ser el sofá o la habitación de invitados. Hagas lo que hagas, no enciendas la televisión ni la computadora. No mires tu teléfono ni mires el reloj. Sólo acuéstate ahí y relájate. La idea de salir de la habitación es para que no te frustres en tu habitación. Si usted está constantemente frustrado cuando usted está en su propia habitación, lo más probable es que usted no será capaz de dormir allí en absoluto. Esta idea se llama acondicionamiento y es un proceso que muchos médicos recomiendan para dormir mucho mejor por la noche y ayudar a deshacerse del insomnio.

¿No sabes por qué no puedes dormir por la noche? Podría ser la falta de ejercicio. El ejercicio es muy bueno para el cuerpo y la mente, pero si no lo estás haciendo regularmente, podrías estar causando tu insomnio. Además, si haces ejercicio con frecuencia, pero lo haces demasiado cerca de la hora de acostarte, también podrías estar causando la falta de sueño. Si haces ejercicio por la mañana, ¡puede ayudarte a despertarte y a sentirte alegre y vibrante todo el día!

Otra manera de dormir mejor por la noche es aumentar la cantidad de sol que está recibiendo cada día. ¿Cómo ayuda esto? Esta es una manera de ayudar a su ritmo circadiano, que ayuda a su cerebro a determinar lo que es durante el día y lo que es la noche. El sol ayuda a tu cerebro y a tu cuerpo. También puede ayudar a sus hormonas. La luz solar es conocida por ayudar a mantener el ritmo circadiano en la pista o saludable. Cuanta más luz solar esté recibiendo durante el día, mejor será la calidad del sueño que obtendrá. Si vives en un área que no recibe mucha luz solar, también puedes obtener bombillas artificiales brillantes en tu hogar.

¿Duermes la siesta a menudo? A menos que seas un niño, no es buena idea tomar siestas durante el día. Algunas personas pueden tomar siestas de poder y puede ayudarles a terminar su día. Hay otros que no pueden dormir durante el día sin que destruya completamente su ciclo de sueño. Tomar siestas puede cambiar tus patrones de sueño al tener un efecto muy negativo en tu sueño. Cuando te vas a dormir durante el día, tu cuerpo se acostumbra. Esto puede cambiar su ciclo sueño-vigilia y engañar a su cerebro para que piense que es de noche cuando usted está durmiendo, pero es de día. Para muchas personas que aman las siestas, esto puede hacer que duerman horriblemente por la noche y, en última instancia, causar insomnio. Si usted es uno que ama las siestas de poder y puede hacerlo sin cambiar su sueño nocturno, bueno para usted! Todo depende de la persona si tiene insomnio debido a la siesta.

Ir a la cama a la misma hora todas las noches es clave para tener una buena noche de descanso. Esto juega un papel enorme en los patrones de sueño adecuados. Despertar a la misma hora cada día también es clave. Por mucho que todos queramos dormir en nuestros días libres, si te despiertas a las 5 de la mañana, trata de despertarte a ese momento en tus días libres también. Se sentirá que todavía está cansado todo el día, pero al menos se puede conseguir a través de su día de una manera productiva y no perderá ningún sueño por la noche debido al insomnio.

Comer muy tarde por la noche es otra razón por la que la gente tiene una tendencia a perder mucho sueño por la noche. Sí, cuando nos sentamos y nos sentamos, todo lo que podemos pensar es en la cama. Esto no es una buena idea en absoluto. Los refrigerios nocturnos pueden causar problemas en el estómago y eso puede causar que estés despierto toda la noche. Trate de comer al menos dos horas antes de irse a la cama. Esto ayudará a su cuerpo a digerirlo y no estará demasiado lleno mientras está tratando de dormir.

Seamos sinceros, dormir es increíblemente importante para nuestra salud. Sin él, podemos enfermarnos mucho y atropellarnos. Esta es la razón por la que es importante averiguar si usted tiene un trastorno del sueño. Si lo hace, obtener la ayuda adecuada es imperativo. Una vez que empieces a perder el sueño, toda tu vida comenzará a cambiar. Su salud tendrá un éxito y sus relaciones también. Cuando tu vida laboral o escolar también esté sufriendo, estarás en el punto de rendirte. El insomnio puede comenzar un círculo vicioso en sus patrones de sueño y es por eso que es muy importante obtener la ayuda que necesita de inmediato. Si no duermelo lo suficiente, pueden surgir muchos problemas de salud. La obesidad es frecuente en aquellos que sufren de insomnio. También hay estudios realizados que sugieren que las enfermedades del corazón, la presión arterial alta y la diabetes tipo 2 también pueden ser causadas por no dormir lo suficiente.

Horas de sueño y su cuerpo

¿Alguno de nosotros duerme lo suficiente por la noche? Dormir es lo más importante que necesitamos para poder funcionar correctamente, pero si no duermes lo suficiente, todo puede ir cuesta abajo. Cuando estás ocupado, ¿sufres tu sueño? Para muchos de nosotros, sí. Dormir es tan importante como comer bien y hacer ejercicio. Dormir es lo que te hace sentir saludable y feliz y cuando pierdes el sueño, perderás estas cosas también.

Cuando dormimos, nuestros cuerpos siguen funcionando. Nuestras mentes y cuerpos están descansando, pero otras partes de nuestros cuerpos todavía lo están haciendo. Cuando duermes, tu mente puede ayudarte a descubrir tus pensamientos y emociones. Es posible que veas cómo se reproducen todos estos en tus sueños. Tu mente también puede poner los recuerdos de tu día en tu cerebro y añadirlos a la colección de recuerdos que ya tienes. Dormir también puede ayudarte a ordenar todas tus emociones. Cuando pierdes el sueño, es posible que sientas mucha ira y emociones frustrantes. Cuando tengas la cantidad correcta de sueño, empezarás a sentirte más feliz y a perkier cada día. Esta es una gran razón por qué conseguir la cantidad correcta de sueño es clave!

Dormir también puede ayudarte a mantener el apetito en niveles normales, evitar que comas en exceso y ayudar a que tu sistema inmunitario funcione mejor. Otra razón por la que necesitamos dormir es que podríamos estar perdiendo la hora suficiente para mantener nuestros niveles de vitamina D. Esto también puede causar trastorno afectivo estacional y puede causar problemas con nuestros ciclos de sueño-vigilia. Esta es la razón por la que la calidad de nuestro sueño es tan importante como el número de horas de sueño que tenemos cada noche.

Cuando nos perdemos en el sueño, puede causarnos muchos problemas. Nuestra falta de juicio simplemente se sale de la ventana cuando empezamos a perder el sueño. Nuestra capacidad para funcionar en el trabajo también cambiará para lo peor. Nuestro rendimiento cognitivo sufrirá de perder el sueño por la noche y de no conseguir un sueño de buena calidad. Cuando se han hecho estudios de sueño, muchas personas que duermen menos de seis horas durante unas pocas noches tendrán el mismo rendimiento mental que una persona que está bebiendo suficiente alcohol para soplar un 0.06! Esto significa que si usted está recibiendo menos de seis horas de sueño por la noche, lo más probable es que usted puede dormirse al volante y causar un accidente horrible! ¡Qué pensamiento tan aterrador! Esta es sólo una razón por la que al menos debe tener de siete a ocho horas de sueño cada noche.

¿Sabes qué más dormir bien por la noche? Cuando estás dormido, tu cuerpo ayudará a tu cerebro a eliminar los desechos del cerebro, junto con placas dañinas. Esta es otra razón por la que dormir lo suficiente es imperativo. Si el cerebro y el cuerpo no trabajan juntos para hacer esto, ¡podrías empezar a ver un mayor riesgo en la enfermedad de Alzheimer!

La cantidad de sueño que cada persona necesita varía. Hay algunas sugerencias que los médicos y científicos del sueño han llegado con el fin de asegurarse de que nuestros cuerpos se mantengan felices y saludables. Las horas de sueño que tenemos a menudo dependen de la edad que tengamos. Aquí hay un desglose general de los grupos de edad, junto con la mejor cantidad de sueño para ellos por la noche: los adultos mayores de 65 años deben tener de siete a ocho horas de sueño, los adultos de 18 a 64 deben tener de siete a nueve horas de sueño , los adolescentes deben dormir de ocho a diez horas, los niños de seis a 13 años deben dormir de nueve a once horas, los niños en edad preescolar deben dormir de diez a trece horas, los niños pequeños deben dormir de once a catorce horas, y los bebés deben tener de doce a quince horas de sueño cada noche. Los recién nacidos son un caso propio. Deben estar cerca de diecisiete horas de sueño cada día. Para cualquiera de nosotros que ha tenido un recién nacido, sabemos lo malhumorados que se ponen si no están durmiendo tanto cada día. Estas son sólo sugerencias porque hay otras razones por las que puede necesitar más o menos sueño. Estas razones varían, pero son importantes a tener en cuenta al bajar el horario de sueño.

Nuestros genes tienen un gran impacto en la cantidad de sueño que necesitamos para conseguir cada noche. Por ejemplo, si tienes un tipo de mutación genética en la que puedes dormir cinco horas y sentirte como un millón de dólares todo el día, pero la genética de tu pareja lo hace por lo que necesitan diez horas de sueño cada noche, es posible que veas cambios en su estado de ánimo si se superan por debajo de esa cantidad. Preguntar a los miembros de la familia sobre la cantidad de sueño que necesitan generalmente es la única manera de determinar exactamente cuánto sueño necesitas. Debido a que nuestros genes son algo que no podemos cambiar, preguntar en su familia es la mejor manera de averiguar su horario de sueño. Preste especial atención a la cantidad de sueño que está recibiendo cada noche. Si siempre estás cansado cuando te despiertas, no importa cuánto sueño duermas, podrías tener algunas deficiencias de vitaminas sobre las que necesites ver a tu médico.

Dormir lo suficiente cada noche es imprescindible para saber cómo te sientes todos los días. Manténgase al día con la cantidad de sueño que recibe cada noche y pronto usted será capaz de dormirse más fácil y obtener una noche de sueño de calidad cada vez que se acuesta. ¡Cuanto más te concentres en dormir bien, cambies tu rutina y patrones, tu cuerpo y tu mente comenzarán a sentirse mucho mejor!

Capítulo 10

Envolviéndolo Todo

❀ ı ❀ ı ❀ ı ❀ ı ❀ ı ❀ ı ❀ ı ❀ ı ❀ ı ❀ ı ❀ ı ❀ ı ❀

Insomnio puede entrar en la vida de cualquiera. Es probable que tanto las mujeres como los hombres lo tengan en sus vidas. Cuando usted sufre de insomnio, le resulta muy difícil dormirse y permanecer dormido, o puede experimentar ambos. Si sufres de insomnio, nunca te sientes como si estuvieras bien descansado y realmente no quieres despertarte por la mañana. Algunas personas también sienten otros síntomas, como sentirse fatigado todo el día y ser demasiado emocional debido a la falta de sueño que han tenido.

La verdadera definición de insomnio es la incapacidad para dormir o permanecer dormido. Si tienes dificultad para dormir y esto dura al menos tres noches a la semana y durante al menos tres meses, es posible que tengas insomnio grave. Tener problemas para dormir puede causar bastantes cambios en tu vida. Tu vida laboral y hogarecete comenzará a sufrir porque no podrás concentrarte en nada.

El insomnio tiene muchos síntomas tales como: despertarse demasiado temprano en la mañana, dormir que no es reparador, problemas para conciliar el sueño y permanecer dormido. También se sentirá fatigado durante todo el día, cambios de humor, y llegar a ser irritable. Usted puede hacerse la prueba para ver si usted está sufriendo de insomnio u otro trastorno del sueño. El médico te hará preguntas sobre la historia clínica familiar, la historia del sueño, el entorno social y otras afecciones que puedas tener. Estas preguntas les ayudarán a determinar mejor lo que está sucediendo en su vida que está causando que usted sufra de insomnio. Pueden pedirle que lleve un diario del sueño, que escriba cuando se duerma, que escriba cuando se despierte durante la noche y escriba a qué hora se despertó y se quedó despierto para comenzar el día.

La ansiedad es una de las principales causas de insomnio. Pero el insomnio también puede causar ansiedad. Es todo un ciclo cuando usted tiene ambos de ellos! Cuando tienes ansiedad a corto plazo, te preocupas por los mismos problemas una y otra vez. Estos pensamientos pueden mantenerte despierto por la noche y pueden causarte una ansiedad horrible. Cuando te preocupas por el trabajo o tus relaciones constantemente, tu sueño va a sufrir. Cuanto antes dejes de preocuparte por estas cosas; su sueño debe volver a la normalidad.

Para aquellos que tienen trastornos de ansiedad o trastornos de pánico, el insomnio puede ser parte de su rutina diaria. Muchas personas que sufren de estos trastornos se medican para dormir bien por la noche. Esto puede ser peligroso para su salud porque pueden volverse adictos a los somníferos. Esto puede cambiar sus ciclos de sueño y causar daños a la mente y el cuerpo.

Para las personas que sufren de trastornos del sueño e insomnio, tienen un mayor riesgo de desarrollar depresión. Cuando el insomnio empeora, la depresión también puede aumentar. Una vez que una persona ha sido diagnosticada como deprimida, se le darán varias opciones de su médico que pueden ayudarle a sentirse mejor y ayudar a combatir su insomnio. Existen tratamientos comunes para la depresión, como medicamentos, terapia y un cambio general en el estilo de vida. Los hábitos de sueño son generalmente la sugerencia número uno para aquellos que están severamente deprimidos. Ejercicio, suplementos, y comer una dieta más equilibrada son todas sugerencias para aquellos que sufren de depresión e insomnio al mismo tiempo.

Snacks to Have Before Bed

Esta línea de asunto debe haber te llamado la atención porque todo este tiempo te hemos estado diciendo que no comas demasiado cerca de tu hora de acostarte. Es cierto que comer antes de acostarse puede hacer que duermas terriblemente e incluso puede causar insomnio, pero si necesitas tomar un aperitivo antes de acostarte, hay algunas opciones que no interrumpen demasiado tu sueño. Los siguientes bocadillos son realmente buenos para promover el sueño y ayudarle a obtener al menos siete a nueve horas de sueño profundo. Estos bocadillos pueden mejorar tu sueño.

Las almendras son un gran aperitivo para cualquier momento del día. Tienen muchos nutrientes que pueden ayudarte a sentirte saludable e incluso puede ayudarte a evitar algunas enfermedades y trastornos. Las almendras contienen fósforo, manganeso y riboflavina. Si comes grandes cantidades de almendras, también encontrarás que tienes un menor riesgo de enfermedad cardíaca y diabetes tipo 2. Esto se debe a que las almendras también contienen fibra y antioxidantes. Las almendras pueden aumentar la calidad del sueño y ayudar a regular la melatonina en el cerebro.

Cuando comes almendras, en realidad también estás construyendo el magnesio en tu cuerpo. El magnesio es conocido por ayudar a combatir el insomnio y las migrañas. Las almendras pueden ayudar a reducir el cortisol, que es una hormona del estrés conocida por interrumpir el sueño por la noche. Si usted está listo para comer más almendras, comer alrededor de una onza de ellos antes de acostarse para ver lo que pueden hacer para su ciclo de sueño.

Turquía es otro alimento que puede ayudarle a dormir mejor. Turquía proporciona una gran cantidad de proteínas, minerales y vitaminas. Turquía también es conocido por ayudar a promover la somnolencia debido al aminoácido triptófano. Este aminoácido ayuda a producir más melatonina en nuestros cerebros y eso nos ayuda a dormir mejor por la noche. Si tieneproblemas para conciliar el sueño por la noche, intente tomar una pequeña cantidad de pavo antes de acostarse y vea si eso le ayuda en absoluto.

El té de manzanilla fue uno de los remedios naturales que sugerimos para ayudarte a dormir mejor. La manzanilla tiene muchos beneficios para la salud, como contener un gran número de antioxidantes que pueden ayudar a combatir el cáncer y las enfermedades cardíacas. La manzanilla también es conocida por ayudarte a dormir mejor por la noche. El té de manzanilla puede aumentar el sistema inmunitario, disminuir la ansiedad y mejorar la salud general de la piel. También puede ayudarte a reducir cualquier sentimiento deprimente que puedas estar teniendo.

El antioxidante en el té de manzanilla se llama apigenina. Esto ayuda a los receptores en el cerebro para promover la somnolencia y ayudar a deshacerse del insomnio. Para cualquiera que beba té de manzanilla regularmente, usted sabe que es una gran idea tomar una taza de ella antes de acostarse. Le ayuda a relajarse y relajarse. También puede poner manzanilla en su baño por la noche y lo más probable es que se desmaye rápidamente, tal vez antes de salir de la bañera!

Para aquellos que beben té de manzanilla al menos dos veces al día, los estudios han demostrado que se duermen al menos 20 minutos más rápido y tenían un sueño de mejor calidad en comparación con aquellos que no beben el té. Beber té de manzanilla también ayuda a mejorar la calidad de su sueño, por lo que no sólo está durmiendo lo suficiente, sino que también está recibiendo un sueño más profundo e ininterrumpido. Tomar una taza de té de manzanilla por la noche te ayudará a dormir mucho mejor y comenzarás a sentirte mejor cuando te despiertes por la mañana también.

¿Te gusta la fruta, pero te preocupan los azúcares naturales que contiene y cómo podría mantenerte despierto por la noche? Los kiwis son una de las mejores frutas que puedes comer antes de acostarte. Son increíblemente nutritivos y son muy bajos en calorías. Contienen una gran cantidad de vitamina C y vitamina K. Si tienes problemas con los calambres en las piernas por la noche, prueba a comer kiwis. Contienen una gran cantidad de potasio que puede ayudarte a sacudir estos calambres que podrían estar interrumpiendo tu sueño.

Si tienes problemas digestivos, comer kiwis también puede ayudar con eso. Ayudan a reducir el colesterol y la inflamación en el cuerpo. Tienen mucha fibra que necesitas si estás sufriendo de problemas digestivos. Se ha demostrado que los estudios también pueden ayudarle a dormir mejor por una noche. Comer kiwis antes de acostarse puede ayudarle a dormirse más rápido y su sueño ininterrumpido se reducirá en al menos un 5%! ¿Por qué no querrías tratar de comerlos antes de acostarte?

La investigación realizada en kiwis y dormir muestran que debido a que pueden aumentar sus niveles de serotonina, en realidad pueden ayudarle a dormir mejor. Con toda la vitamina C en los kiwis, también pueden ayudarte a sentirte mejor con la vida cuando te acuestas a dormir. Esto puede ayudar a reducir la cantidad de ansiedad que usted tiene y promover mucho mejor sueño.

El jugo de cereza tarta es otra bebida que se puede disfrutar antes de acostarse. Tiene muchos nutrientes que pueden ayudar a promover buenos patrones de sueño. Contiene vitamina A, vitamina C y manganeso. Este jugo es muy rico en antioxidantes que pueden ayudar a mantenerte protegido de enfermedades y trastornos. El jugo de cereza tarta se ha utilizado para ayudar a combatir el insomnio durante muchos años. Ayuda a mejorar su calidad general del sueño y usted comenzará a sentirse mucho mejor cada mañana mientras se está despertando.

Los estudios han demostrado que aquellos que beben alrededor de 8 onzas de jugo de cereza tarta dos veces al día durante unas dos semanas, comenzarán a notar cambios en la cantidad de sueño que reciben y la cantidad de tiempo que se tarda en conciliar el sueño. Hay investigación en marcha que se está haciendo en él actualmente, pero esperamos que aún más resultados comenzarán a venir a mostrarnos lo grande que es para ayudarnos a dormir mejor. Vale la pena intentarlo y te encantará el sabor de la misma también!

El salmón y el atún, junto con otros peces grasos son ideales para usted cuando usted está tratando de conseguir un mejor sueño. No sólo son muy saludables para ti, sino que también le dan a tu cuerpo un alto suministro de vitamina D, de la que muchos de nosotros no nos cansamos. ¡El salmón contiene aproximadamente la mitad de la porción diaria de vitamina D! Los ácidos omega-3 en los pescados grasos pueden ayudarte a luchar contra las enfermedades del corazón y ayudar a tu cerebro a volverse más saludable.

Debido a la vitamina D que está recibiendo de estos peces, su sueño mejorará en gran medida. La vitamina D ayuda a hacer serotonina y eso ayuda a sus estados de ánimo y depresión y ansiedad. Con menos ansiedad, usted será capaz de conseguir una mejor noche de sueño. Comer alrededor de una onza de pescado graso antes de acostarse será capaz de ayudarle a dormirse más rápido y permanecer dormido más tiempo. Esto le ayudará a mejorar sus patrones de sueño en general. En realidad, puede comenzar a sentirse menos somnoliento por la mañana cuando ha comido peces la noche anterior.

Volviendo a la familia de las nueces, las nueces son una gran sugerencia para un aperitivo para promover su sueño. Al igual que las almendras, tienen muchos nutrientes que son buenos para nosotros. Contienen bastante fibra, cobre, magnesio y fósforo. También contienen ácidos omega-3 y proteínas. Las nueces son otro alimento que puede ayudarte a combatir las enfermedades cardíacas y el colesterol alto.

Porque las nueces ayudan a promover la producción de melatonina, estudios han demostrado que pueden ayudarle a dormir mucho mejor, así. Las nueces contienen DHA que ayuda a aumentar la producción de serotonina en nuestrocerebro, así. Esto puede ayudar a mejorar nuestro sueño general por la noche. Se están haciendo más estudios sobre las nueces, pero a partir de ahora parece seguro decir que son un aperitivo bastante saludable para comer antes de acostarse. No tienes que comer mucho; casi un puñado debería hacer el truco.

Hemos hablado mucho sobre tés en este libro y mencionamos el té de flores de pasión. Este es un té que puedes beber antes de acostarte para ayudarte a dormirte más rápido. Los tés de hierbas pueden ayudarte a tratar muchas dolencias de salud también. Debido a que el té de flores de pasión está lleno de antioxidantes, ayuda a aumentar su salud y ayuda a reducir las enfermedades del corazón.

Té de flores de pasión también es conocido por ayudar a reducir los síntomas de depresión y ansiedad. El antioxidante, la apigenina, ayuda a dar a tu cerebro un efecto muy calmante y esto puede ayudarte a sentirte más relajado, especialmente antes de acostarte. Tomar una taza de té de flores de pasión antes de acostarse puede ayudar a su mente a relajarse y usted puede ser capaz de dormirse mucho más rápido.

El arroz blanco es un alimento que también te ayudará a dormir mejor por la noche. Puedes comer algo antes de acostarte para obtener vitaminas y minerales. El arroz blanco se rellena con folato, tiamina y manganeso. Si necesitas más carbohidratos, el arroz blanco también es muy alto. El arroz blanco puede ayudar a aumentar el azúcar en la sangre y es conocido por ayudar a mejorar el sueño general. Comerlo alrededor de una hora para la hora de acostarse debe ayudarle a dormirse mucho más rápido.

Algunos otros alimentos que pueden ayudarle a dormir mejor por la noche son la leche, los plátanos, la avena y el queso cottage. La investigación continúa en los alimentos que tienen el potencial de ayudarle a conciliar el sueño mucho más rápido. La mayoría de estos alimentos contienen altos niveles de antioxidantes y nutrientes que pueden ayudarle a conciliar el sueño más rápido y dormir durante mucho más tiempo.

No coma estos alimentos antes de acostarse

Te hicimos una lista bastante abundante de los alimentos para comer antes de acostarte, pero hay muchos que debes evitar absolutamente antes de ir a la cama! Estos alimentos harán que sea aún más difícil para usted dormirse si los come a la hora de acostarse. Tenga en cuenta que comer estos alimentos para la cena y luego ir a dormir unas tres horas más tarde puede estar perfectamente bien, pero definitivamente no desea estos alimentos como de refrigerios nocturnos.

Los primeros alimentos de nuestra lista que no comen antes de acostarse son las verduras crucíferas. ¿qué son esos? Estas son verduras como coliflor y brócoli. Tienen un contenido de vitaminas increíble y grandes cantidades de fibra, así que ¿por qué no deberías comerlas antes de acostarte? El tipo de fibra en estas verduras es insoluble y eso significa que podría tomar su cuerpo mucho más tiempo para digerir estos alimentos. Si tu cuerpo se centra en la digestión mientras intentas dormir, el sueño puede interrumpirse más de una vez durante la noche. Esto hará que duermas muy mal.

Las carnes rojas pesadas, como el bistec y la carne molida, no deben comerse antes de acostarse. Tienen niveles muy altos de proteína en ellos, pero al igual que las verduras crucíferas, contienen una gran cantidad de fibra insoluble que tarda algún tiempo en digerir. La salsa de tomate es un alimento que hay que evitar tarde por la noche también. Los tomates son muy altos en ácido y podrían causar que tengas acidez estomacal o reflujo ácido durante toda la noche. Esto te impedirá dormir por completo. Si quieres comer pasta para la cena, la mejor opción es comer al menos 4 horas antes de irte a la cama. De esta manera la salsa será digerida y si tienes ardor de estómago de ella, al menos no estarás tratando de dormir para ella.

Las carnes y quesos curados también deben evitarse antes de acostarse. Estos alimentos suenan deliciosos para su próxima fiesta de vino y queso, pero asegúrese de que sucede en el brunch y no a la hora de la cena. Estos alimentos son muy altos en tiramina, que es un aminoácido que te da más energía y te hace muy alerta. Si comes estas cosas y luego empiezas a encender y girar por la noche, esa es la razón por la que.

¿A quién no le gusta el chocolate? Es el pequeño aperitivo perfecto justo antes de poner la cabeza sobre la almohada, pero se sugiere que no debe comer chocolate negro antes de acostarse. Chocolate negro en realidad tiene alrededor de una cuarta parte de la cafeína que una taza de café hace! Se te acercará a escondidas. También contiene aminoácidos que pueden hacerte más alerta por la noche. Esto no es bueno para trastornos del sueño o insomnio. Hablando de café, por favor no lo bebas antes de acostarte. En realidad, por favor no lo bebas después de las 2 pm. Es ese café de la tarde que terminará manteniéndote despierto toda la noche. Permanecerá en su sistema durante bastantes horas, así que asegúrese de que su última taza del día no sea tarde en la tarde.

El alcohol parece ser un lugar de de independencia para muchas personas que tienen trastornos del sueño. Puede darle esa sensación de ser capaz de dormirse y no preocuparse por sus problemas, pero en realidad puede interrumpir su ciclo de sueño por completo. El alcohol también tiene efectos adversos en el sueño REM. Aunque muchas personas se desmayan si beben demasiado, terminan arrepentindo de ir a la cama poco después de dejar de beber. Esto puede ser la sensación de resaca o simplemente agotado porque no conseguiste el sueño de la mejor calidad.

Todos sabemos que el refresco no tiene ningún valor nutricional, ¡pero no la bebas por la noche, especialmente antes de acostarse! Las gaseosas contienen un poco de azúcar y cuando tu cuerpo está tratando de procesarlo todo, especialmente antes de acostarte, ¡te quedarás despierto! Esto hará que su ciclo de sueño bastante corto e inquieto. Otra bebida azucarada que debe sortear a la hora de acostarse es el jugo de naranja. También es muy ácido y que puede causar acidez estomacal o reflujo ácido. No será útil si usted está tratando de dormirse rápido.

Una de las bebidas más saludables también puede mantenerte despierto por la noche. Es agua. Si bebe demasiada agua antes de acostarse, se despertará para orinar una o muchas veces. Hidrata durante el día y asegúrate de que la última vez que bebas agua sea unas horas antes de acostarte a dormir.

El helado suena increíble para comer después de la cena y antes de que lo llames a la hora de dormir. Hay mucha grasa en el helado y si te acuestas después de comerla, tu cuerpo no puede quemar nada de esa grasa. El azúcar en el helado también le ayudará a mantenerse despierto y alerta cuando usted está tratando de dormir un poco. También se han realizado estudios que muestran que los alimentos azucarados pueden causar pesadillas en las personas si comen antes de acostarse.

Otro alimento saludable que no se debe comer antes de acostarse es el apio. Es tan bueno para picar esta comida durante el día, pero por la noche, te sentirás diferente. El apio es un diurético y eso significa que te hará orinar más de lo que normalmente lo harías. El apio empuja el agua hacia el sistema y eso es lo que te hace orinar mucho durante el sueño. Así que quédate con el apio durante el día.

¿Es noche de pizza en tu casa? Esperamos que comas esa pizza al menos tres horas antes de intentar ir a la cama. La pizza no es una comida muy ligera y la mayoría de las pizzas tienen mucha grasa y sal. La salsa de tomate, como explicamos antes, es muy ácida y eso puede darte acidez estomacal. Las carnes y quesos en la pizza también pueden causar que tengas una acidez estomacal severa por la noche.

Los alimentos picantes también deben evitarse a la hora de acostarse. Es posible que te guste comerlos, pero pueden causar acidez estomacal si los comes demasiado cerca de acostarte. Otra comida que puede darte una acidez estomacal severa por la noche es una hamburguesa. Las hamburguesas están llenas de grasa y demasiada grasa antes de acostarse nunca es una buena idea. Al igual que el helado, esa grasa no se quemará rápidamente si te vas a la cama poco después de comerla.

Los cereales azucarados tampoco deben comerse antes de acostarse. Estos cereales en realidad hacen que su azúcar en la sangre sea más alto que un accidente. Esta es una combinación loca y usted debe alejarse de estos cereales antes de acostarse. Si quieres comerlos, cómetelos por la mañana para el desayuno. La fruta seca es un alimento de alta fibra que no debes comer antes de acostarte. Estos alimentos pueden causar calambres estomacales si los comes y te desmayas poco después. Usted puede tener gas de ellos también.

¿La menta ayuda a que el estómago se sienta mejor si te sientes enfermo? Las mentas están en nuestra lista de alimentos para no consumir antes de acostarse. Tienen tantos beneficios para la salud, pero ayudarte a dormir no es uno. Las mentas pueden causar acidez estomacal si la tienes antes de acostarte. Todos sabemos que la acidez estomacal puede evitar que duermas bien por la noche.

¡Tampoco bebas té verde por la noche! Hay cafeína en ella, pero también hay teobromina y teofilina, que son dos estimulantes. Estos estimulantes pueden hacer que la frecuencia cardíaca aumente, los sentimientos nerviosos y la ansiedad se disparen. Simplemente beba su té verde durante el día y trate de tomar un té sin cafeína por la noche.

¿Alguna vez te has bajado del trabajo tarde y te detienes en el Drive-thru para tomar papas fritas y ketchup? Esperamos que no te hayas acostado poco después porque probablemente dormiste horriblemente esa noche. Cualquier tipo de comida rápida simplemente no es seguro para que usted pueda comer cuando usted va a la cama poco después. Papas fritas y muy grasientas y muy altas en grasa y como usted está tratando de digerirlos, su cuerpo le mantendrá en movimiento toda la noche. Dado que el ketchup está hecho con tomates, es muy ácido, y todos sabemos lo que eso puede hacer a tu ciclo de sueño.

Las cebollas crudas son otro alimento que es muy saludable para usted hasta que come a la hora de acostarse. Es probable que tu pareja no quiera besarte, pero las cebollas también pueden cambiar la presión en el estómago. Esto puede causar un reflujo ácido grave.

Esto puede hacer que te revuelvas y te gires toda la noche y te sientas muy incómodo mientras intentas dormir.

Por último, no comas demasiada comida antes de acostarte. Esto parece sentido común, pero piensa en esas noches cuando tú y tu pareja tienen una buena noche de descanso. Tal vez ambos tomen vino y cerveza y tal vez un café nocturno. ¡Esto, para nosotros, suena como un desastre! Comer demasiada comida antes de acostarse es un gran problema! Tu cuerpo comienza a trabajar horas extras si comes demasiado y luego te desmayas. Su cuerpo está tratando de digerir toda la comida y todavía se amplifica sobre la comida que acaba de comer. Probablemente te vas a volver toda la noche y dormir realmente horrible. Si duermes, probablemente te despertarás sintiéndote extremadamente aturdido y malhumorado. En ese mismo sentido, también es importante no dormir con el estómago vacío porque su almacenamiento muscular magro se está agotando cuando se hace eso. Sólo recuerda tener tu comida unas horas antes de acostarte y no tengas ese café nocturno con él!

Te hemos contado muchos datos sobre el insomnio y otros trastornos del sueño. Mientras que algunos de estos trastornos son genéticos, la mayoría de ellos pueden golpear a cualquier persona en cualquier momento de sus vidas. Hasta ahora, los científicos no han encontrado una cura sólida para ellos, pero con los remedios naturales que sugerimos, esperamos que al menos pueda encontrar un poco de alivio de su insomnio. Si crees que la razón de tu insomnio es más profunda de lo que es importante que consultes a tu médico o terapeuta. Hay muchas razones para el insomnio y la mejor manera de identificar su caso es hablar con un profesional. Ellos serán capaces de darle las respuestas que necesita.

Mediante el uso de remedios naturales, su cuerpo no se volverá adicto a las píldoras u otras drogas. Beber alcohol antes de acostarse puede parecer una gran idea para que te duermas, pero recuerda, al igual que con las drogas, puede cambiar tu ciclo de sueño por completo. Al elegir un remedio natural, es posible que tenga que elegir algunos y mantenerlos consistentes en su vida. Esta es una buena manera de determinar cuáles funcionan para usted y cuáles no. Asegúrese de que con cada remedio que intente, registre los datos. Estos datos serán valiosos para usted y su médico. Al registrar los datos, usted será capaz de ver lo que funciona mejor para su insomnio u otro trastorno del sueño. Esta también puede ser una gran manera de ayudar a otros con sus problemas para dormir.

En este libro, también hablamos de alimentos y bebidas que te siguen despertando por la noche. En realidad, es completamente normal despertar se despierta durante la noche. La mayoría de las personas se despertarán unas dos o tres veces durante su ciclo de sueño. A veces nuestros ciclos de sueño sólo pueden durar hasta dos horas y luego su cuerpo puede despertarse para significar que está cambiando el ciclo de sueño. Esto es completamente normal. Esta es una de las principales razones por las que la gente se despertará a la misma hora todas las noches. Esto es una buena señal de que su ciclo de sueño está siguiendo una rutina saludable aunque.

Sin embargo, hay veces que nos despertamos por otras razones. Algunas de las razones por las que nos despertamos podrían ser ir al baño, dolores, o simplemente no estar cómodos en la cama más. Si tiene que ir al baño varias veces por la noche, por favor siga nuestro consejo especial sobre lo que no comer o beber antes de acostarse. Podrías estar tomando demasiada agua antes de acostarte o podrías haber comido algo que no estaba de acuerdo con el estómago y acostarte poco después puede causar este problema. Si el dolor que tiene sigue despertando por la noche, asegúrese de que consulte a su médico inmediatamente. Este dolor podría ser una señal de que algo más está sucediendo dentro de su cuerpo y está tratando de decirle algo.

¿Sueñas con dormir ocho horas cada noche? ¡Es completamente posible y sabemos que puede sucederte! Los profesionales no quieren recetar pastillas para dormir a menos que absolutamente tengan que hacerlo. Son altamente adictivos y sólo ayudará a su insomnio durante un corto período de tiempo. ¡Conseguir una ayuda natural que necesitas es la clave de este libro! Queremos que todos nuestros lectores sepan exactamente cómo se siente para conseguir un sueño maravilloso y natural.

Si has notado que estás despertando más a menudo, hay algunas cosas que puedes hacer para ayudar a esto. Usted puede sentirse realmente frustrado o ansioso si se despierta a menudo y puede preocuparse de que nunca volverá a dormir y terminar durmiendo demasiado tarde. Puedes cambiar esta forma de pensar cuando te despiertes. Una manera de ayudar a sus estados de ánimo durante este tiempo se llama control de estímulo. Si has estado despierto en tu cama durante más de 15 minutos y sientes que nunca te quedarás dormido, puedes usar esta técnica para ayudar. Entra en otra habitación y trata de hacer otra cosa hasta que te sientas cansado de nuevo. No sugerimos usar su teléfono o computadora porque la luz azul hará que permanezca despierto más tiempo. Intenta encontrar una actividad que no estimule el cerebro. Podrías trabajar en un rompecabezas o leer un libro que hayas leído antes para que no te mantenga despierto por la trama. Hacer esto es una habitación que tiene muy poca iluminación con el fin de mantener su cerebro tranquilo y relajado. Esto generalmente funciona después de unos minutos, pero si sucede con frecuencia, usted puede estar sufriendo de un trastorno del sueño. Si usted nota que ocurre todas las noches, es hora de consultar con su médico y hacerles saber todo al respecto. Lo más probable es que puedan hacer algo para ayudarle a dormir más por la noche.

Hay muchas preguntas que todavía permanecen sin respuesta cuando se trata de insomnio y otros trastornos del sueño. Hay muchos especialistas en sueño que continúan investigando con el fin de encontrar patrones y signos específicos de estos problemas. El insomnio no es una enfermedad rara y cada día, nos enteramos aún más al respecto. Creemos que un día habrá una cura para ello, pero ese día está bastante lejos de ahora. Estamos muy seguros de que la investigación del sueño que se está haciendo nos ayudará a todos en el futuro.

El insomnio es algo que afectará a la mayoría de todos en nuestro mundo. Es muy común y algunas personas incluso hablan de ello como si no fuera un gran problema. Sólo recuerda que los trastornos del sueño pueden tener algunos efectos secundarios en tu vida, mente y cuerpo. Perder un sueño valioso puede causarle problemas en el trabajo y en la escuela. Sin el sueño adecuado, el cerebro no funciona tan bien como en una noche completa de sueño. Su capacidad para tomar decisiones importantes también se verá empanada al perder el sueño.

Si usted sufre de ansiedad y depresión, usted puede notar que su insomnio es bastante malo. Desgraciadamente, todos estos van de la mano. Una vez que descubras si tu ansiedad está causando tu insomnio o si tu insomnio está causando tu ansiedad, estarás en el camino correcto para dormir mejor por la noche. No todo el mundo descubre qué causa su insomnio, pero no tienes que sufrir de ello por mucho tiempo.

Dormir es lo que nos hace sentir mejor cada día y ser capaces de levantarnos y empezar con el pie derecho. Una vez que comenzamos a perder el sueño, nuestros estados de ánimo cambian y nos sentimos somnolientos todo el día. Los efectos del insomnio son diferentes para cada persona, pero una cosa que todos tienen en común es cómo se sienten al día siguiente. Aquellos que sufren de insomnio generalmente se sentirán somnolientos durante todo el día después de un día de perder el sueño. Algunas personas se bombearán llenas de café o bebidas energéticas para tratar de afrontar el día. Esto puede funcionar durante unas horas, pero una vez que se convierte en un ciclo diario, puede ser muy vicioso. Demasiado café o bebidas energéticas pueden ser peligrosos para su salud y esto podría ser realmente la razón principal de que usted está perdiendo el sueño.

Hemos ofrecido bastantes sugerencias para ayudarle a encontrar el sueño de gran calidad que necesita para funcionar correctamente. Es fácil encontrar los remedios, pero no todos funcionarán para usted. Sólo tenga en cuenta que hemos probado estos remedios y sentir que varían en función de la tolerancia del individuo y patrones de sueño. Cambiar sus patrones de sueño es clave si desea romper el ciclo del insomnio.

Otros trastornos del sueño pueden necesitar mucho más que remedios pequeños porque tienen un peaje en todo el cuerpo mientras duermes. Algunos de los trastornos pueden ser peligrosos para el durmiente y cualquier persona que esté en la cama con ellos. Si usted está experimentando uno de estos trastornos, encontrar un médico que le ayude es su mejor opción. Hay muchos especialistas que pueden ayudarte a determinar el tipo de trastorno del sueño que tienes y las muchas maneras de tratarlo.

Por último, queremos que nuestros lectores entiendan que estamos aquí para ayudarle a encontrar el alivio del insomnio que necesita. Elegimos remedios naturales porque no tienen efectos secundarios dañinos, a menos que seas alérgico a ellos, y no sean adictivos. Queremos centrarnos más en mejorar tu cuerpo con los ingredientes que la madre tierra nos ha dado. Sabemos que hay un gran movimiento en el cuidado de sí mismo naturalmente, y eso va para encontrar alivio del insomnio también. Una vez que encuentres el tipo correcto de alivio del insomnio, estarás muy emocionado por finalmente conseguir el sueño que necesitas.

Tómese el tiempo para averiguar qué remedios funcionan para usted y esperamos que finalmente encontrará el alivio que necesita y obtener el sueño de calidad que le hará sentir como un millón de dólares cada vez que se despierta! Usted puede hacer esto y pronto verá lo que se siente tener un día completo en el trabajo o la escuela sin tener que tirar bebidas energéticas y café. Usted tendrá un nuevo contrato de arrendamiento en la vida cuando usted está recibiendo la cantidad completa de sueño que necesita.